EAT GOOD FEEL GOOD

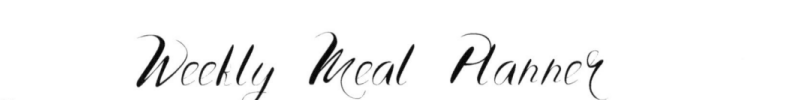

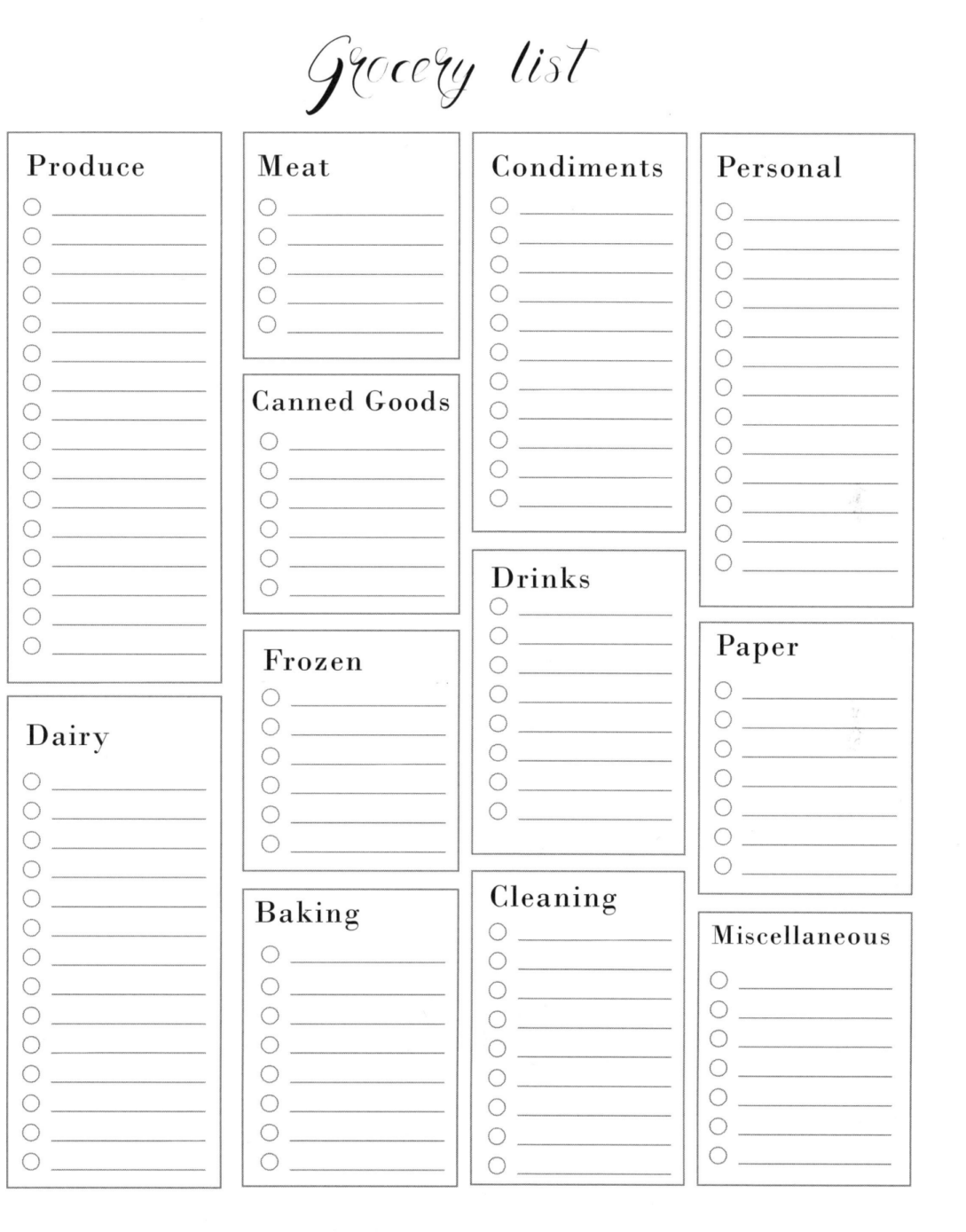

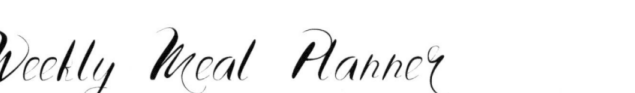

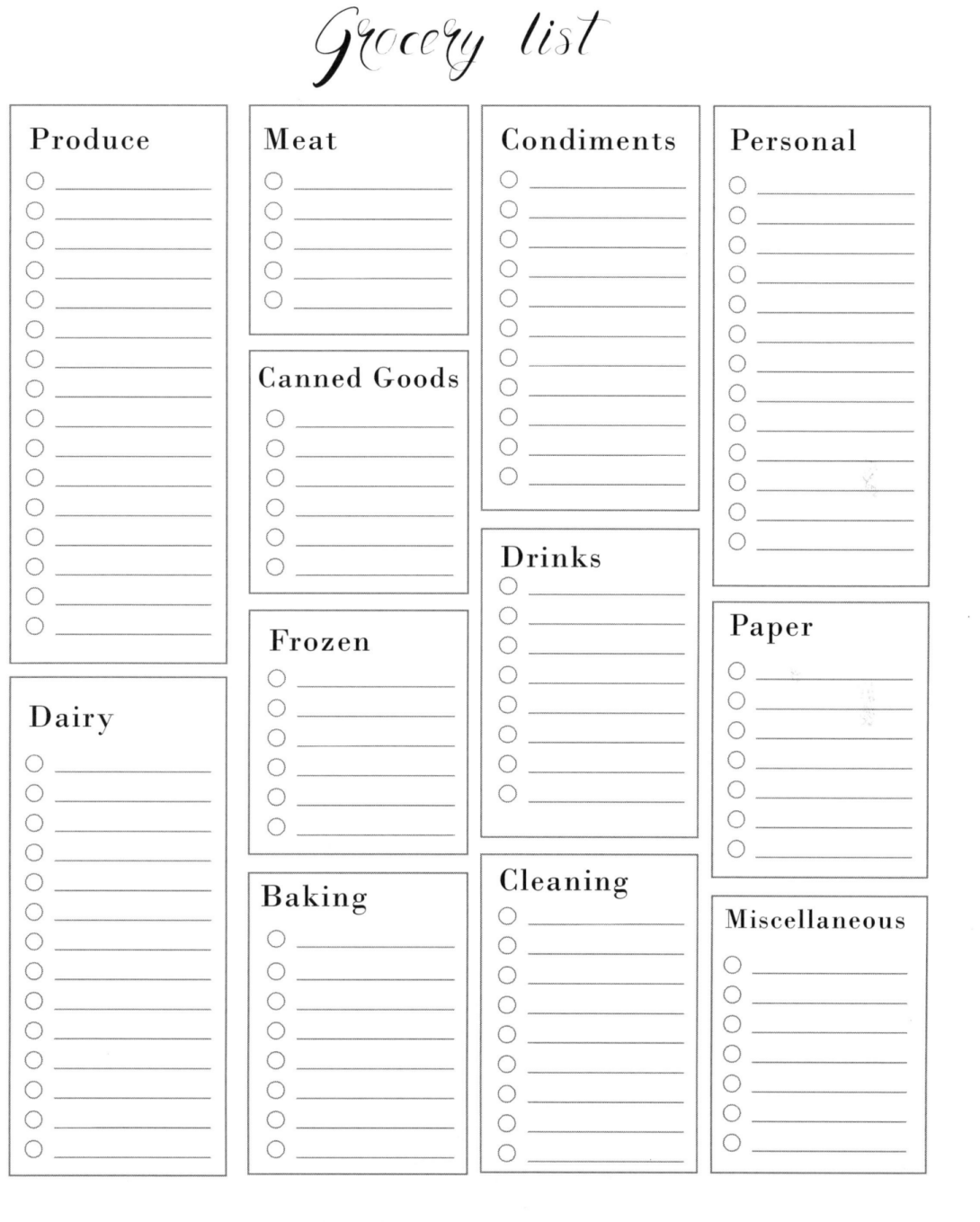

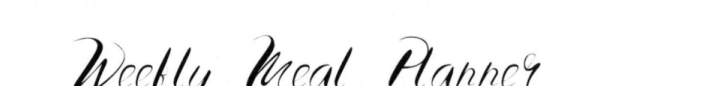

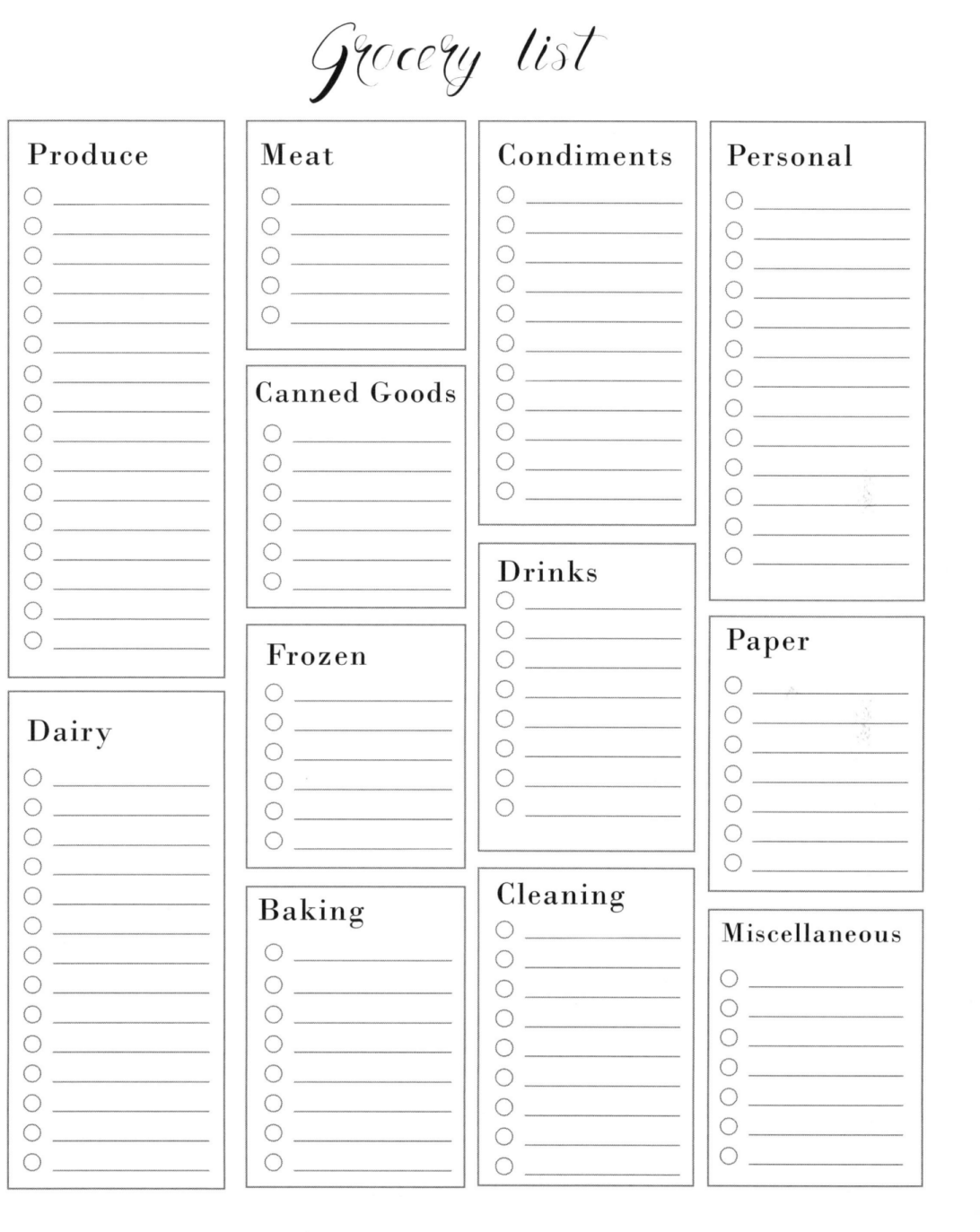

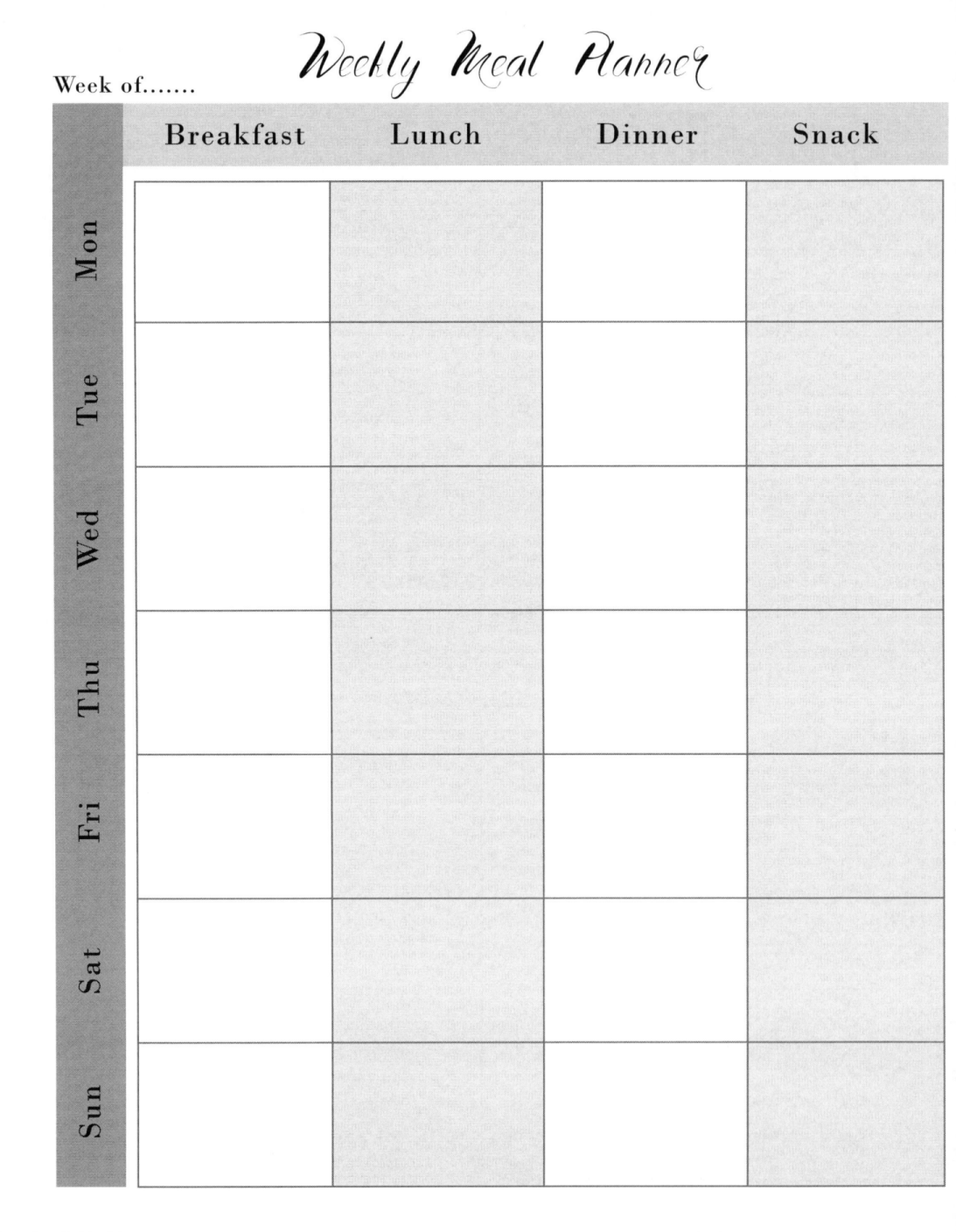

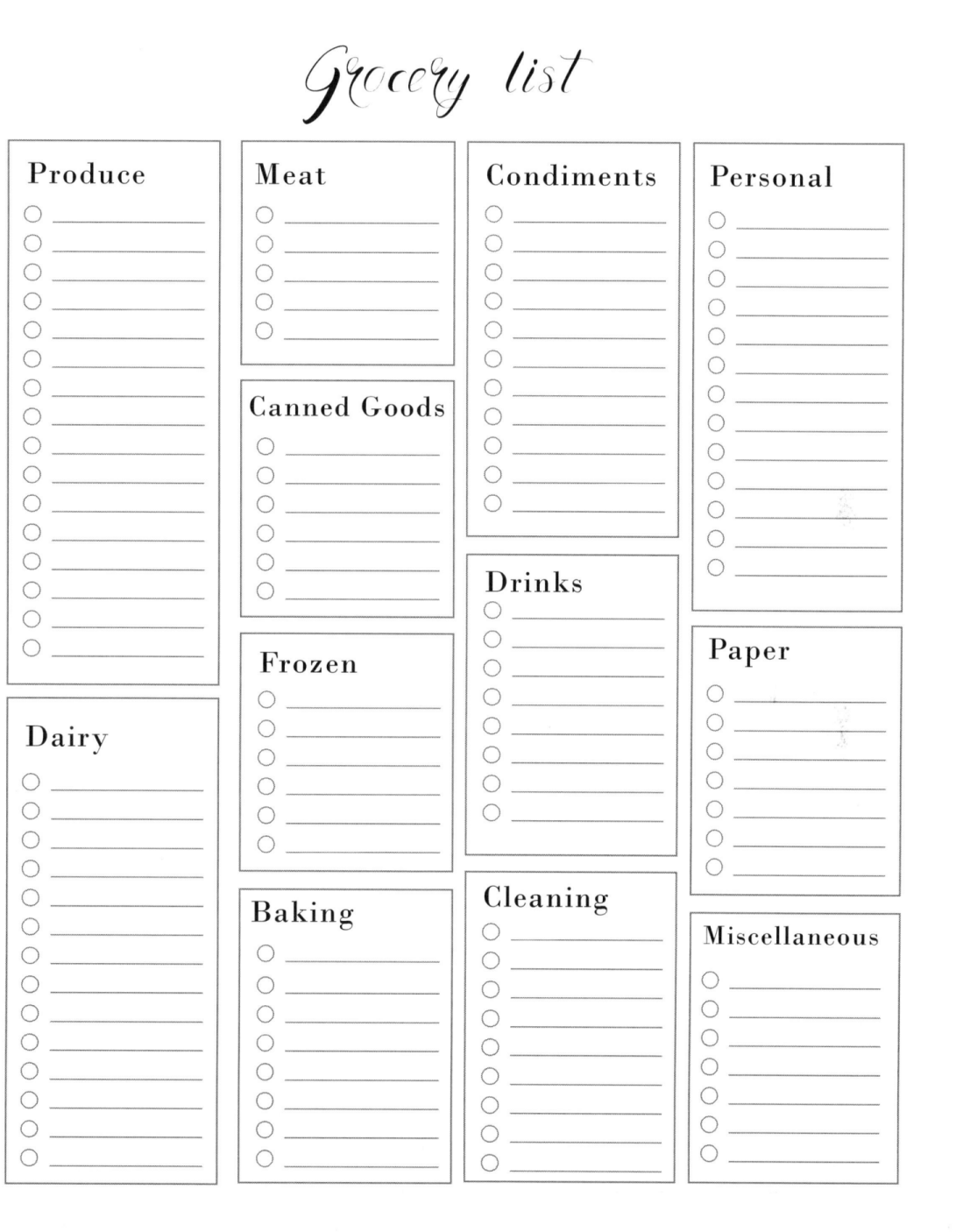

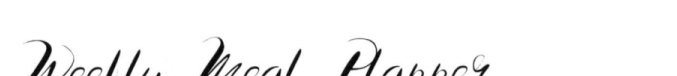

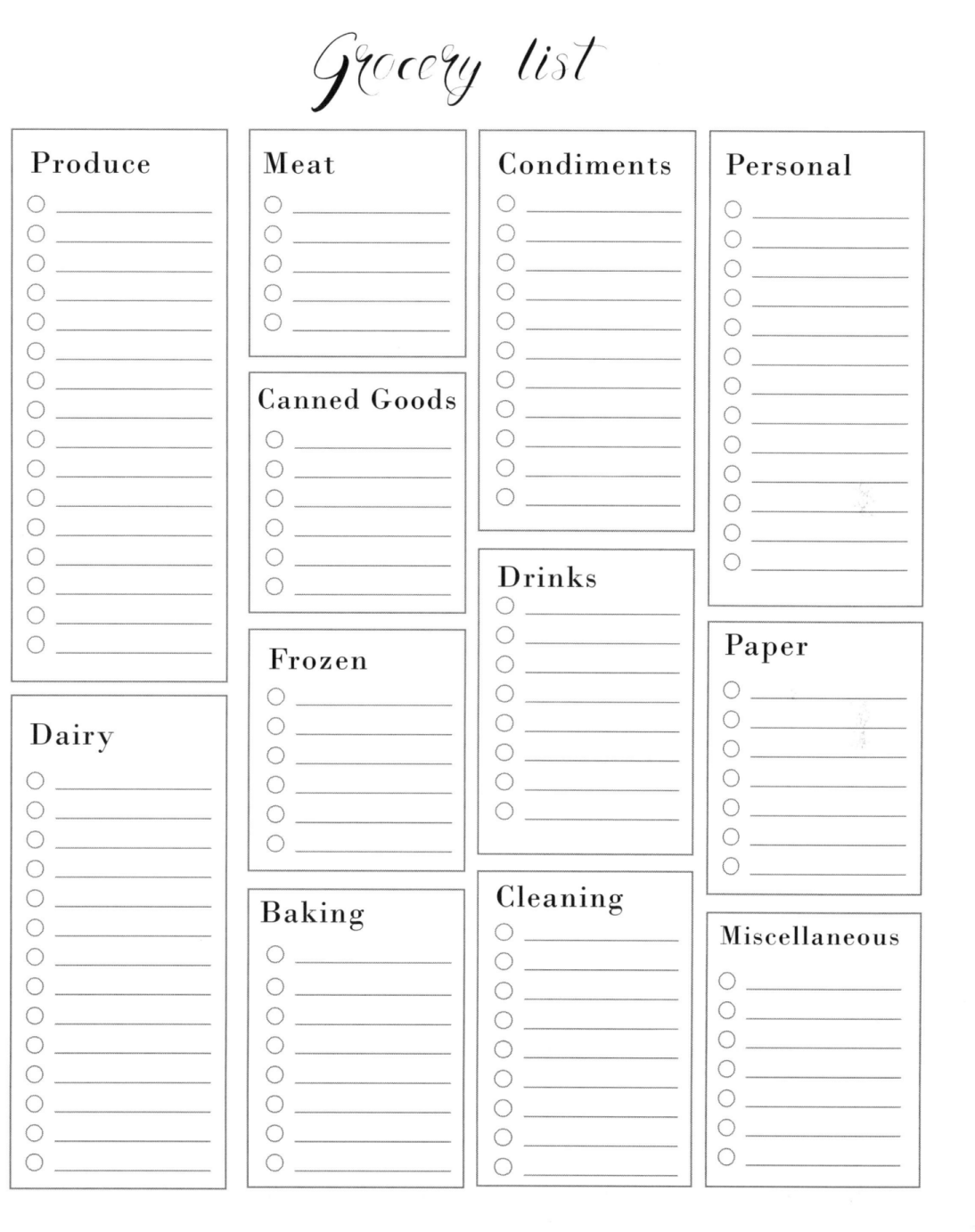

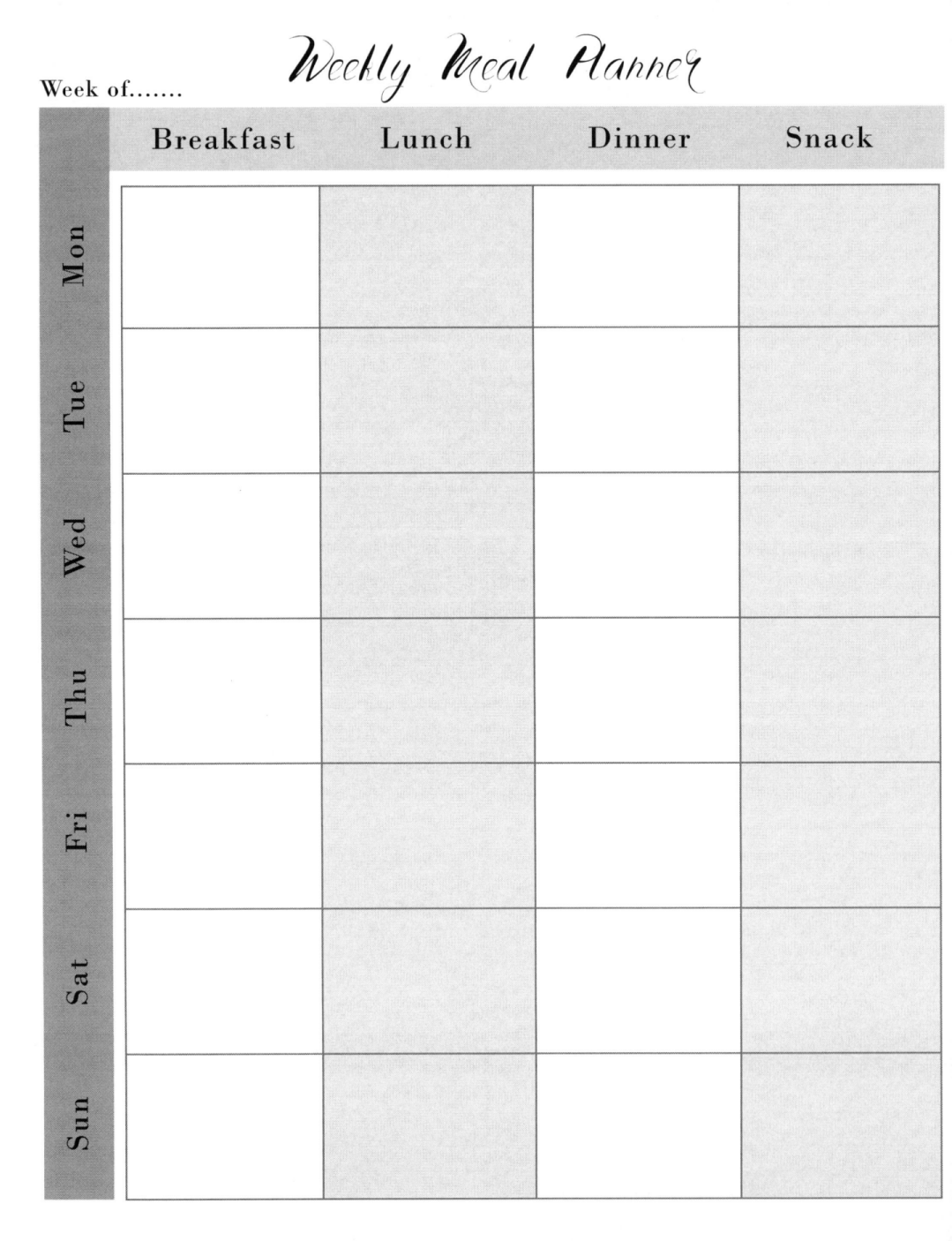

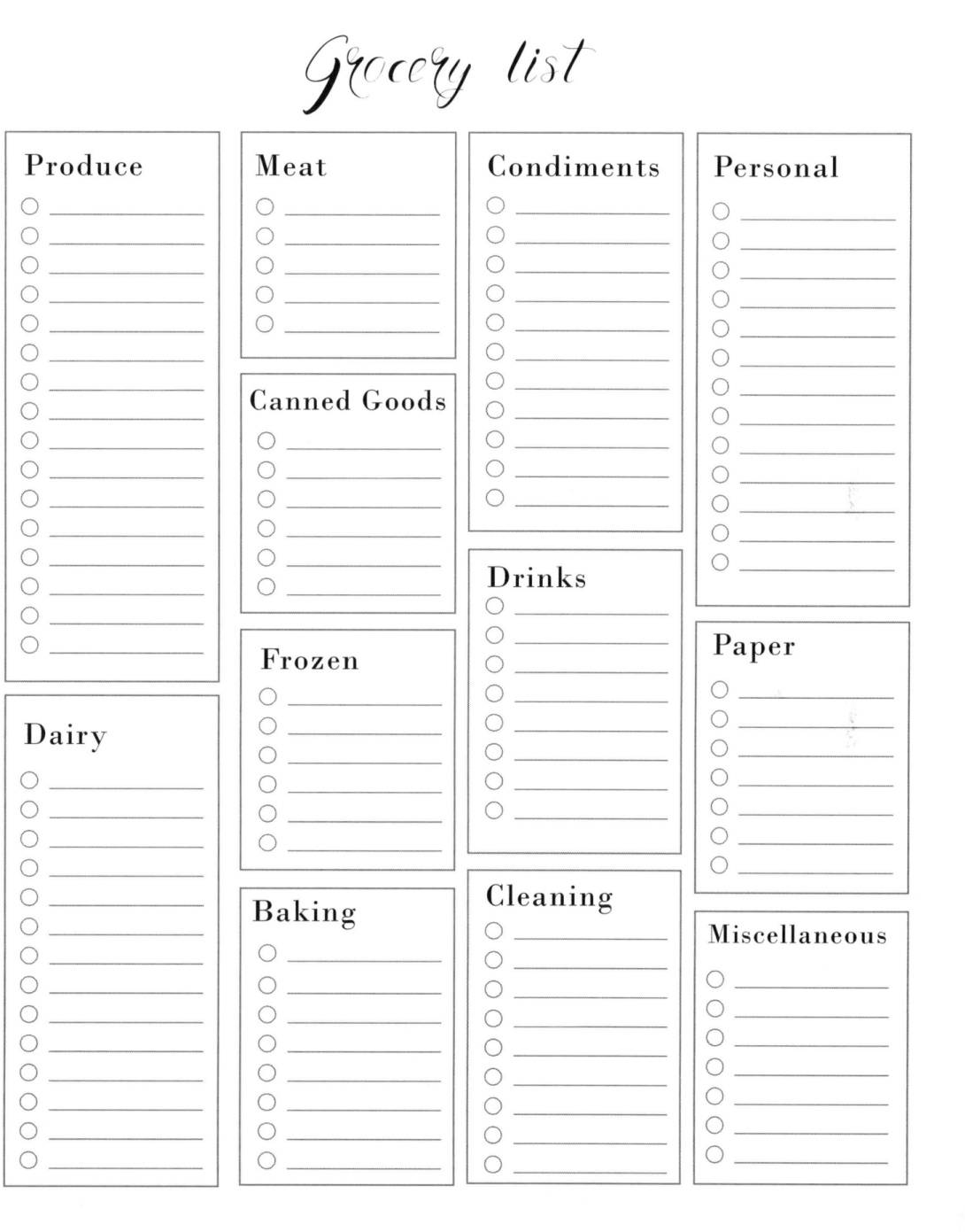

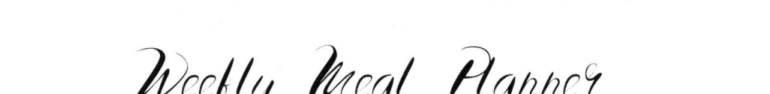

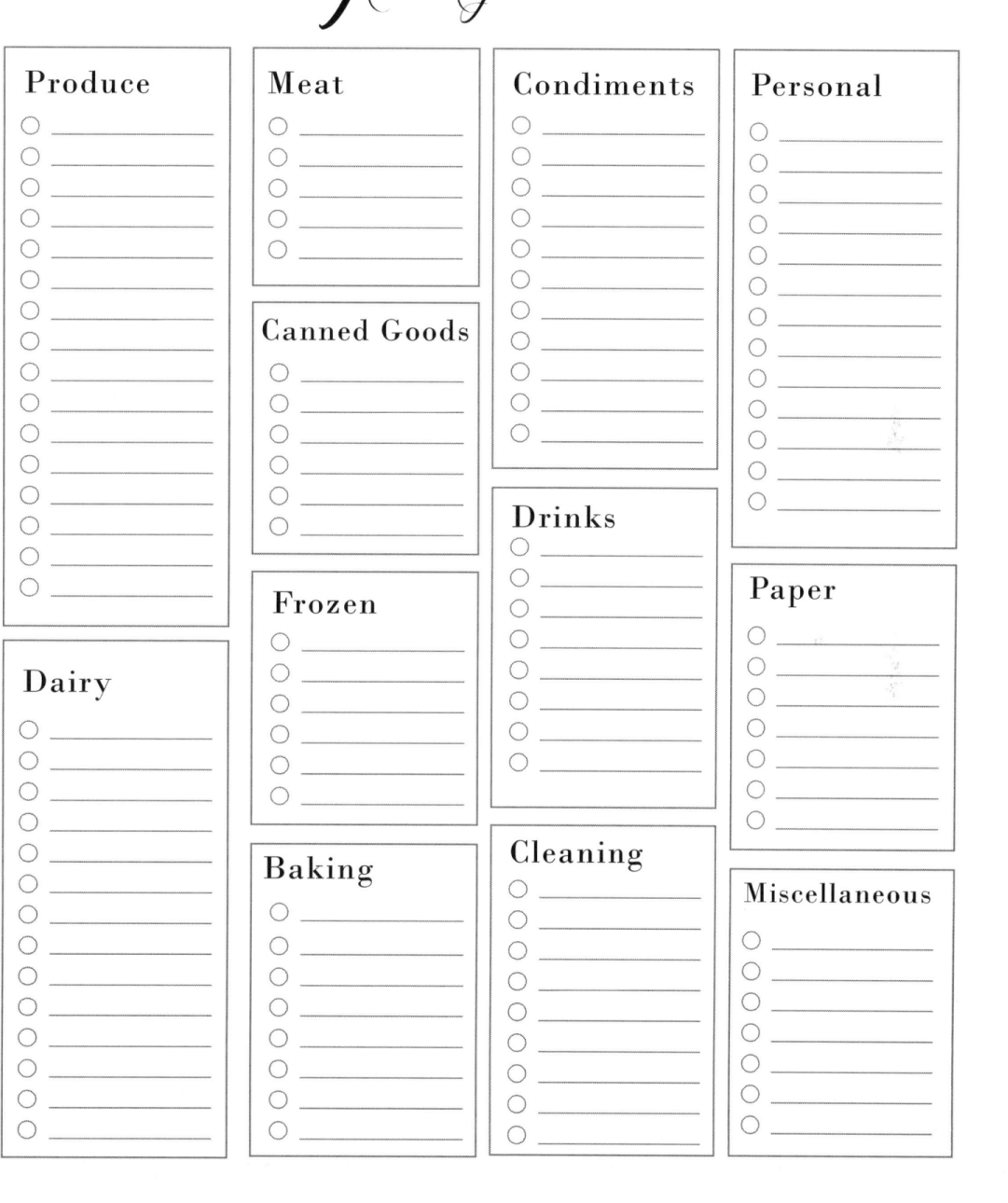

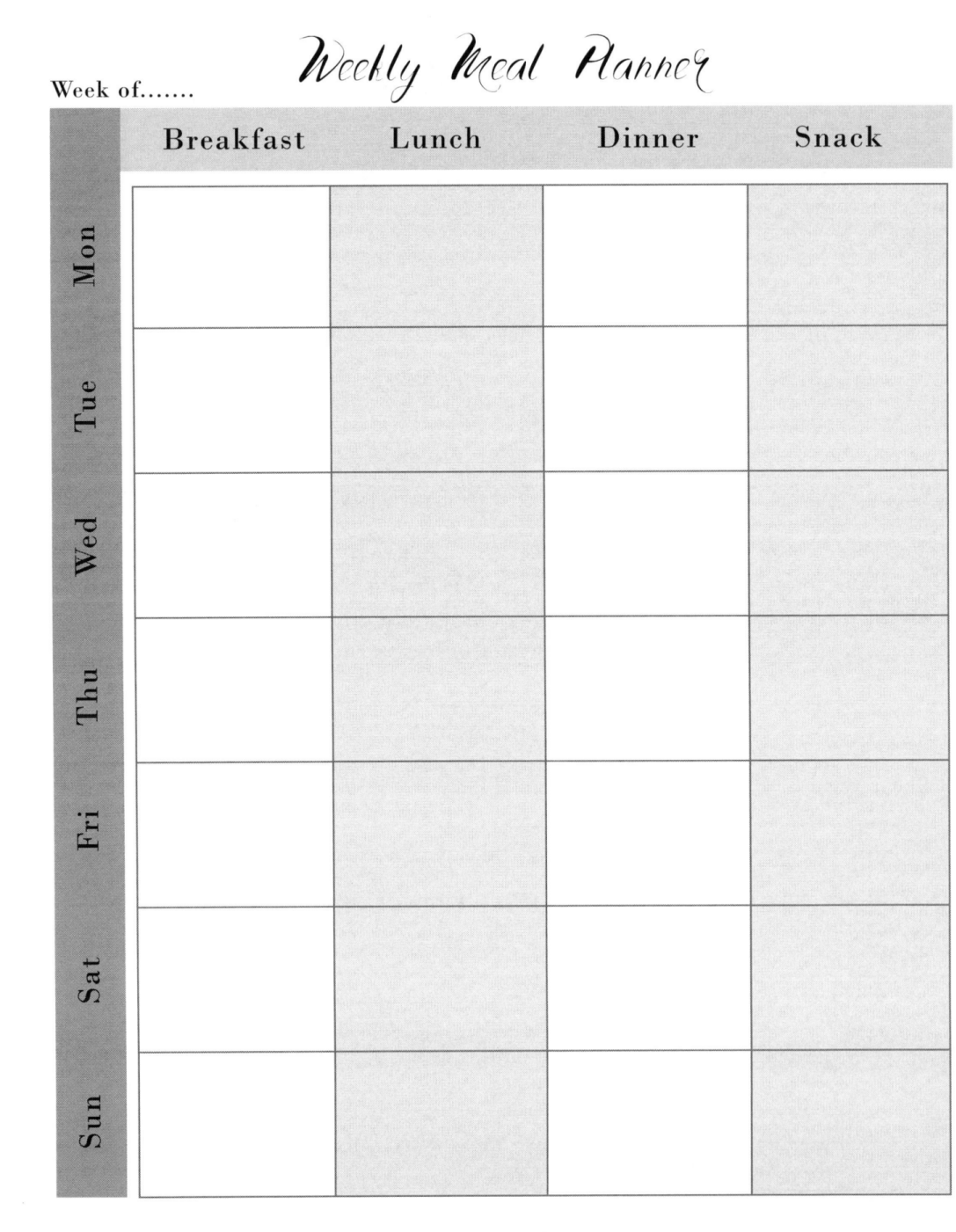

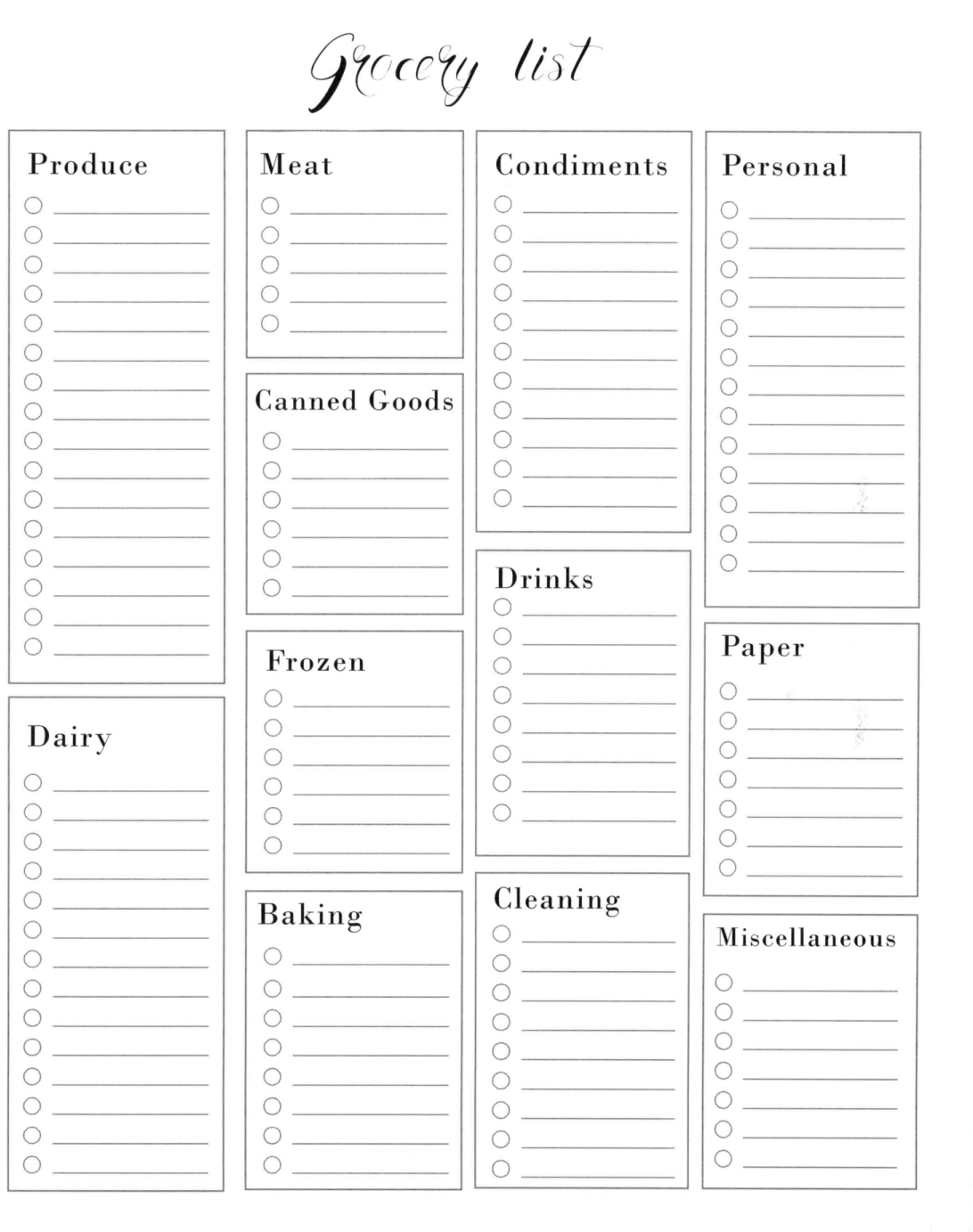

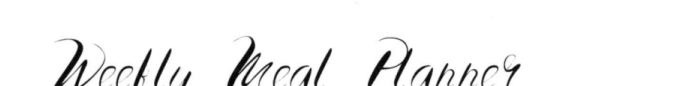

Week of.......

	Breakfast	Lunch	Dinner	Snack
Mon				
Tue				
Wed				
Thu				
Fri				
Sat				
Sun				

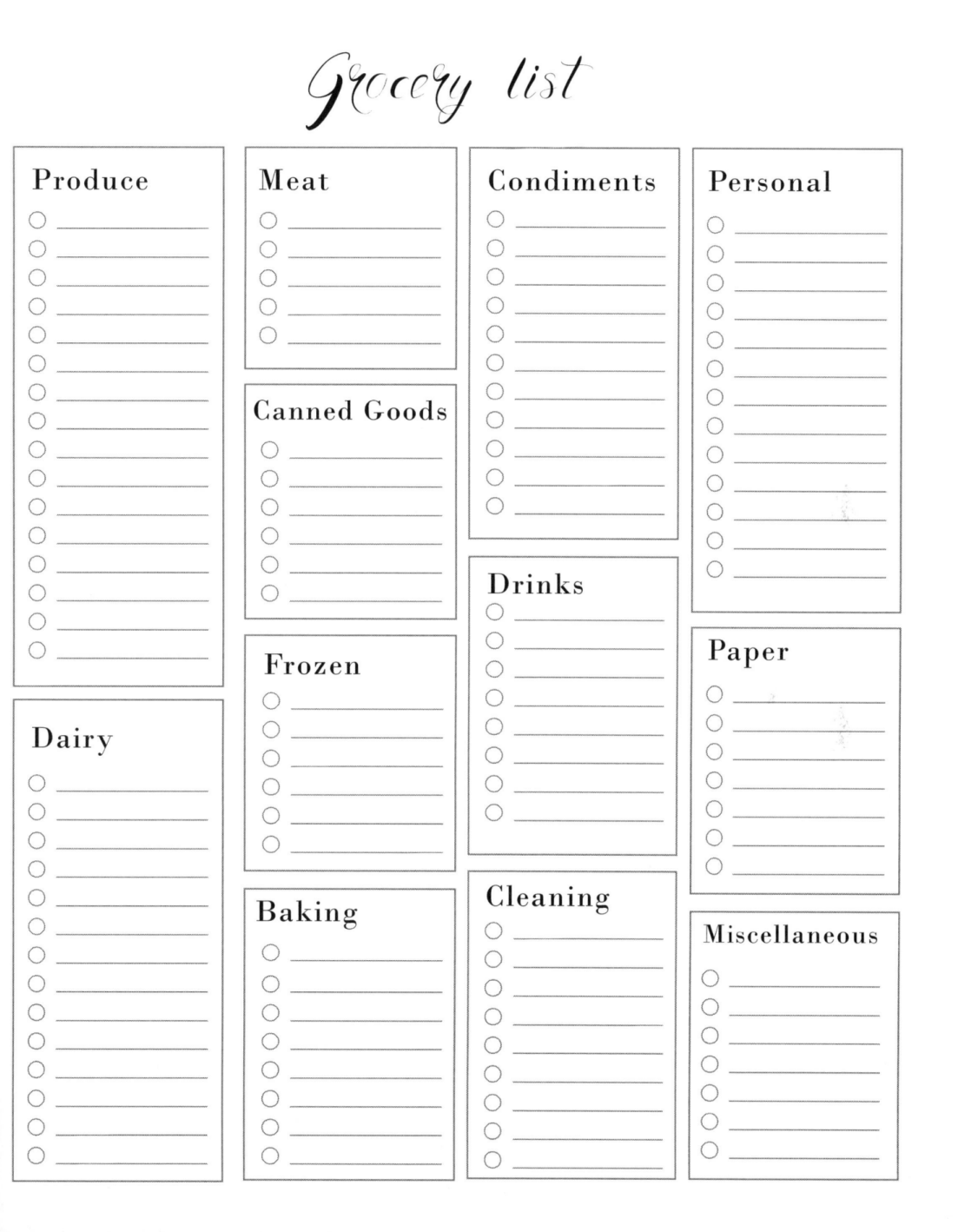

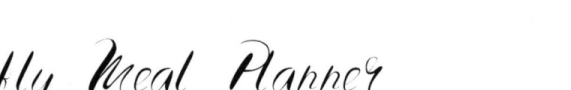

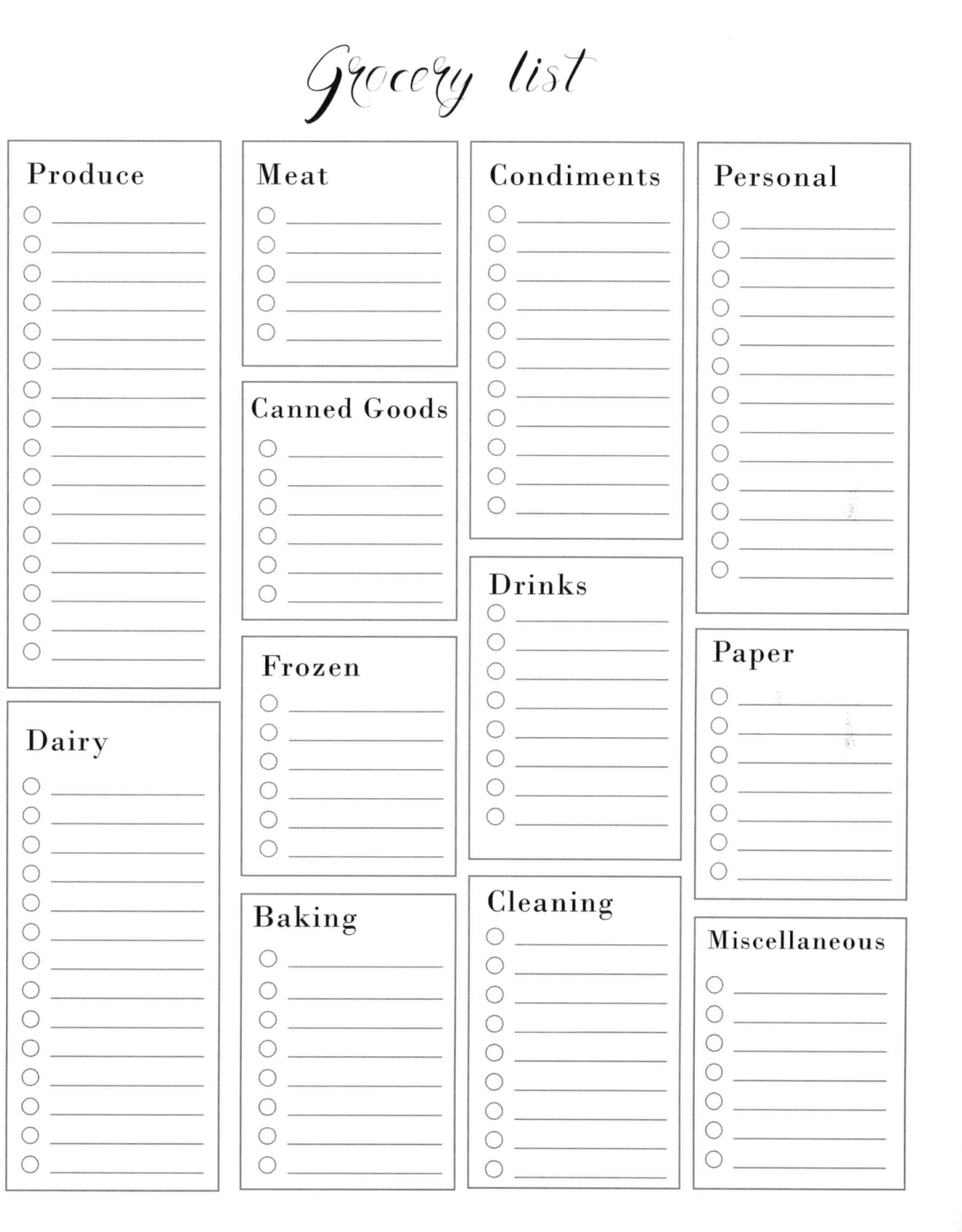

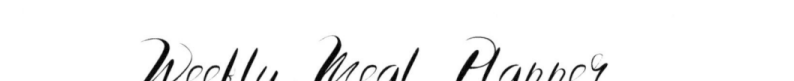

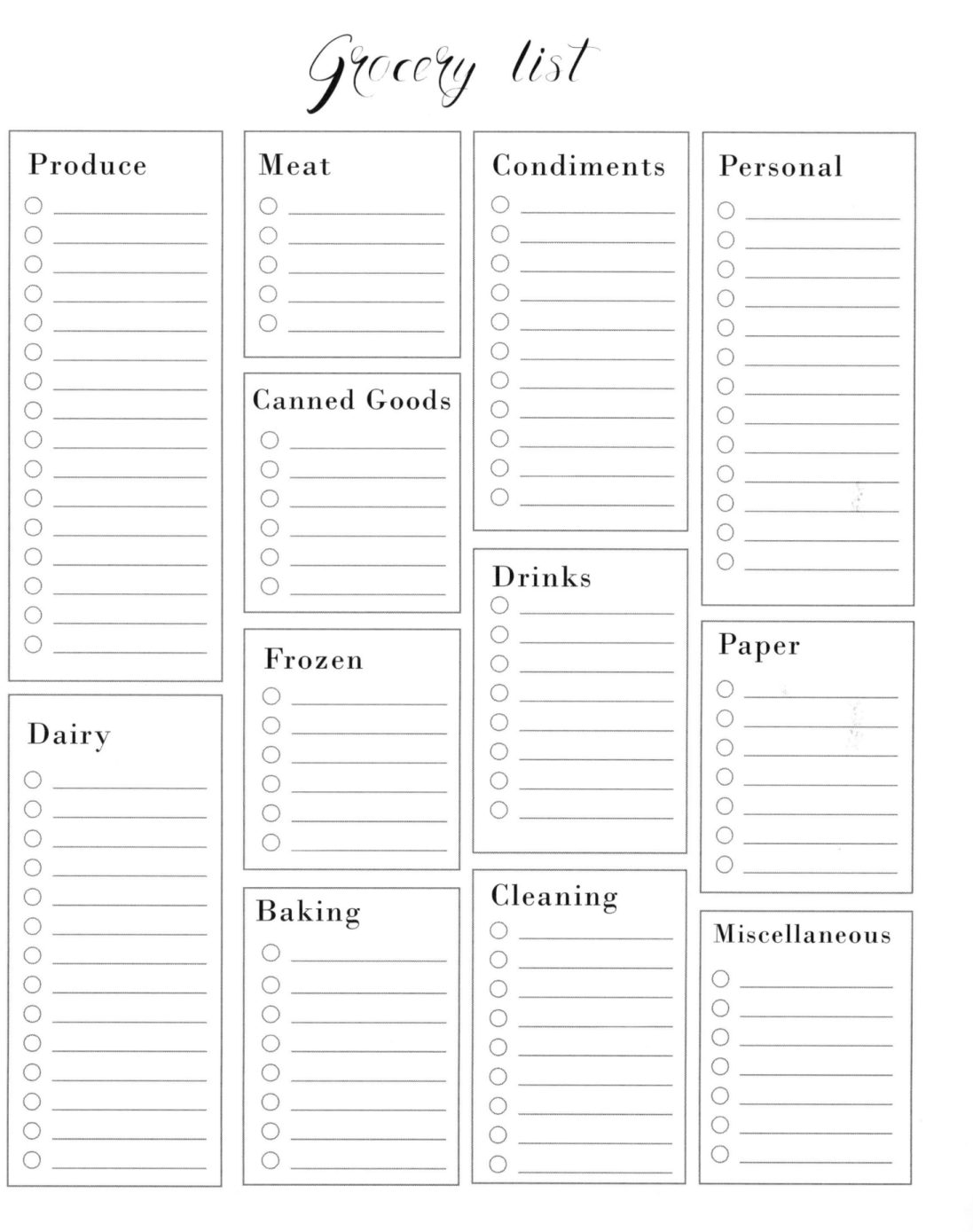

Weekly Meal Planner

Week of.......

	Breakfast	Lunch	Dinner	Snack
Mon				
Tue				
Wed				
Thu				
Fri				
Sat				
Sun				

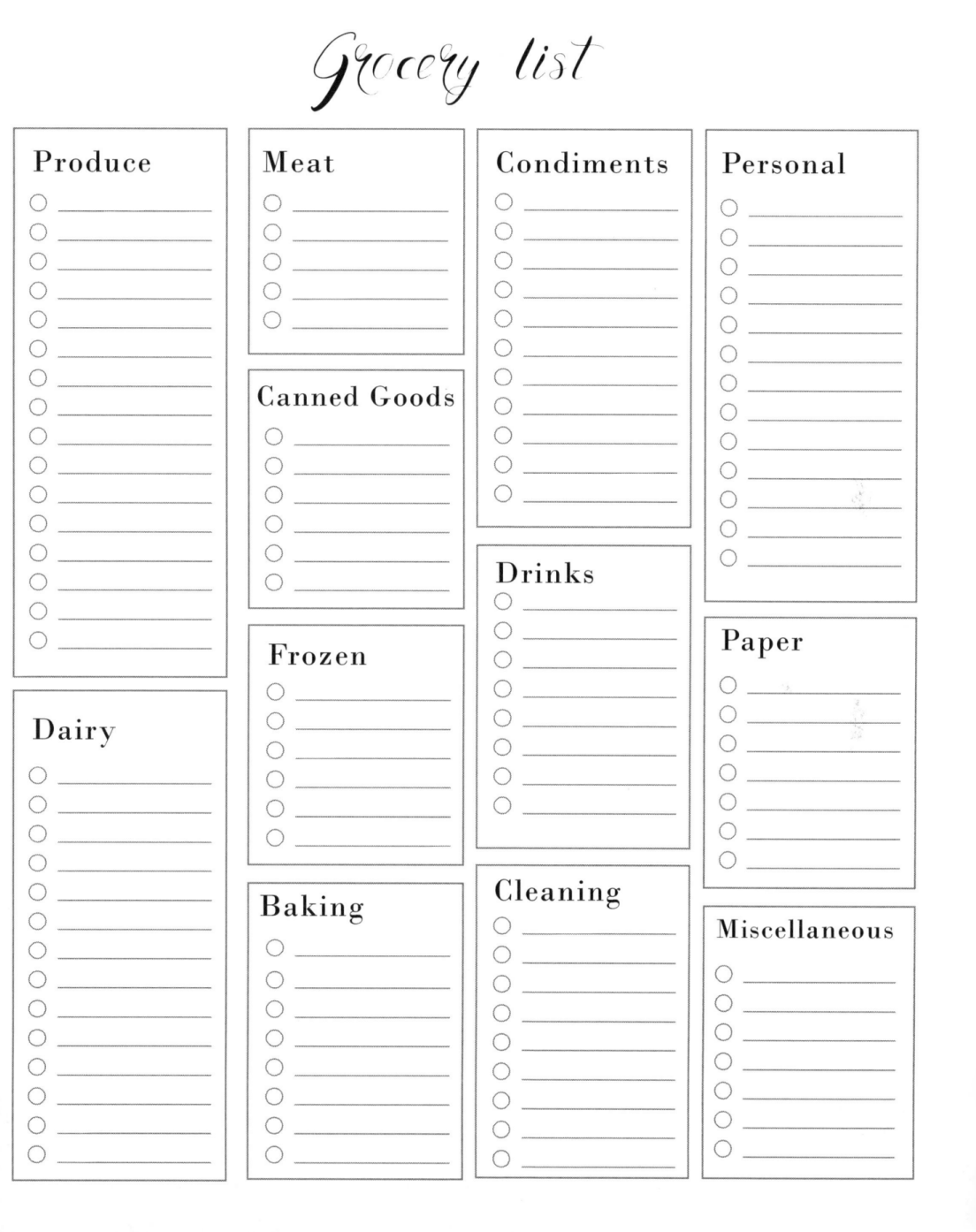

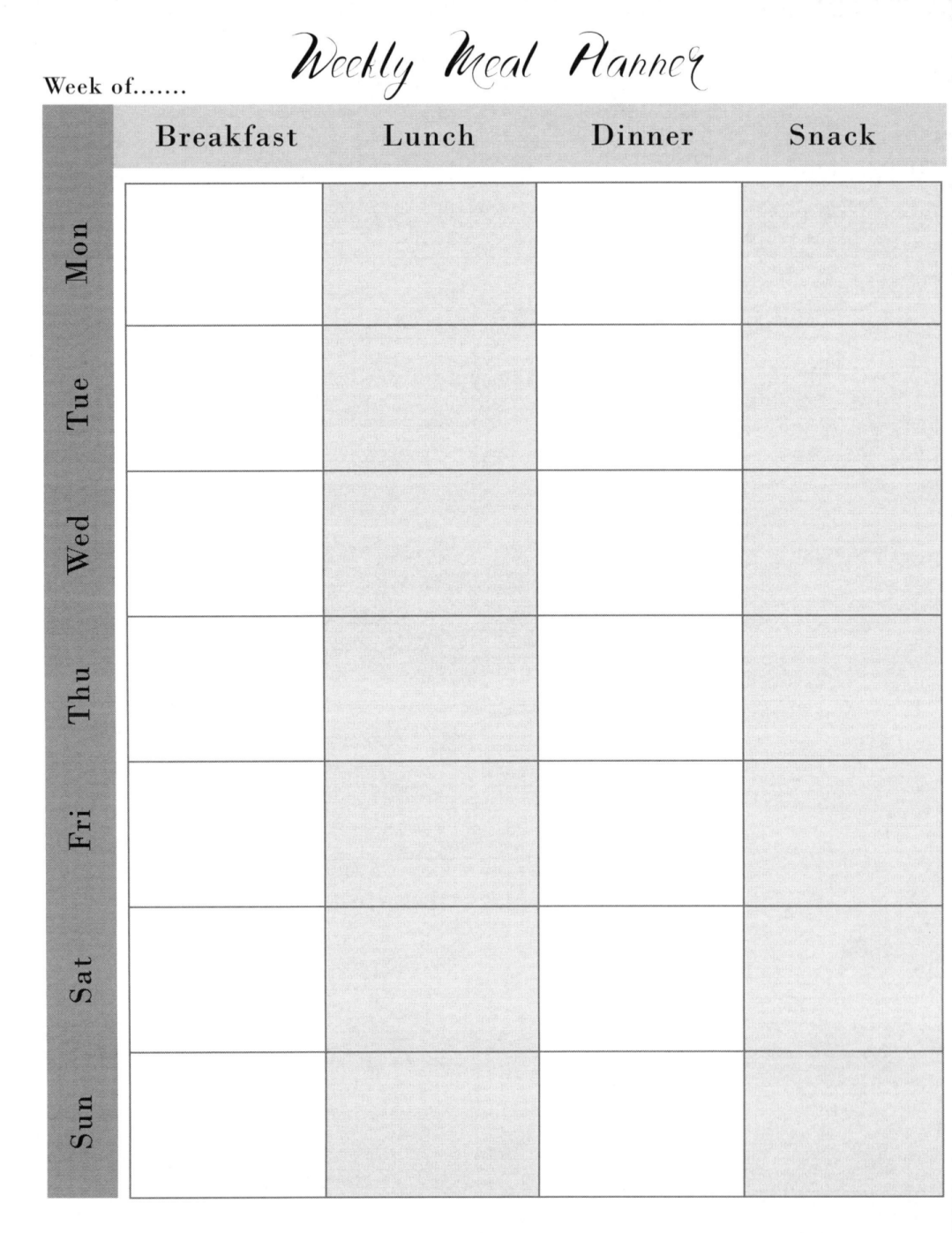

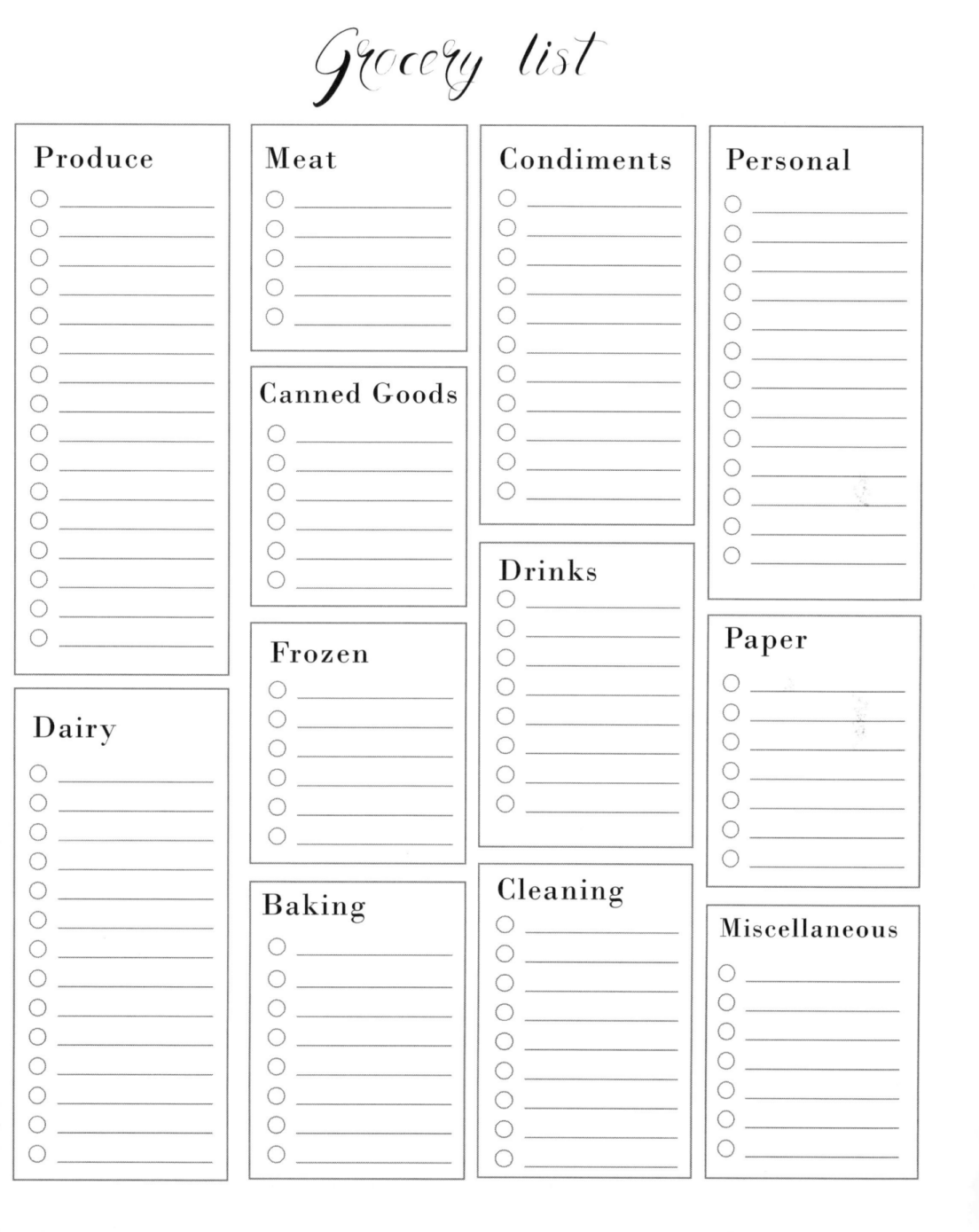

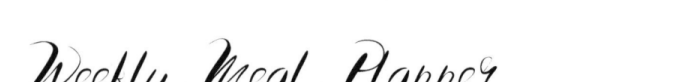

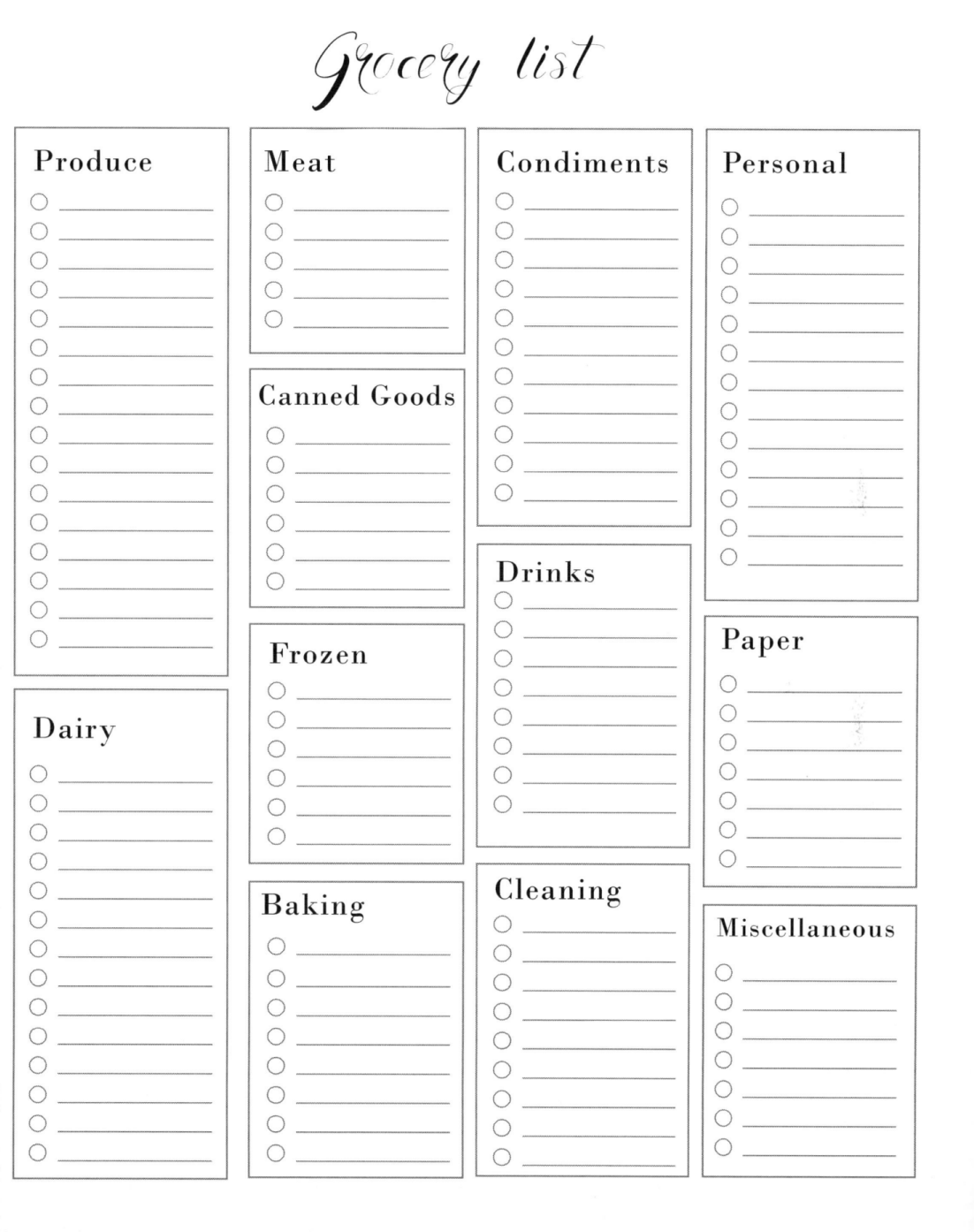

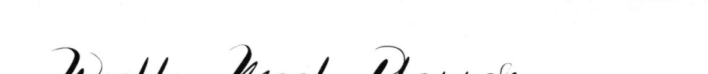

Week of.......

	Breakfast	Lunch	Dinner	Snack
Mon				
Tue				
Wed				
Thu				
Fri				
Sat				
Sun				

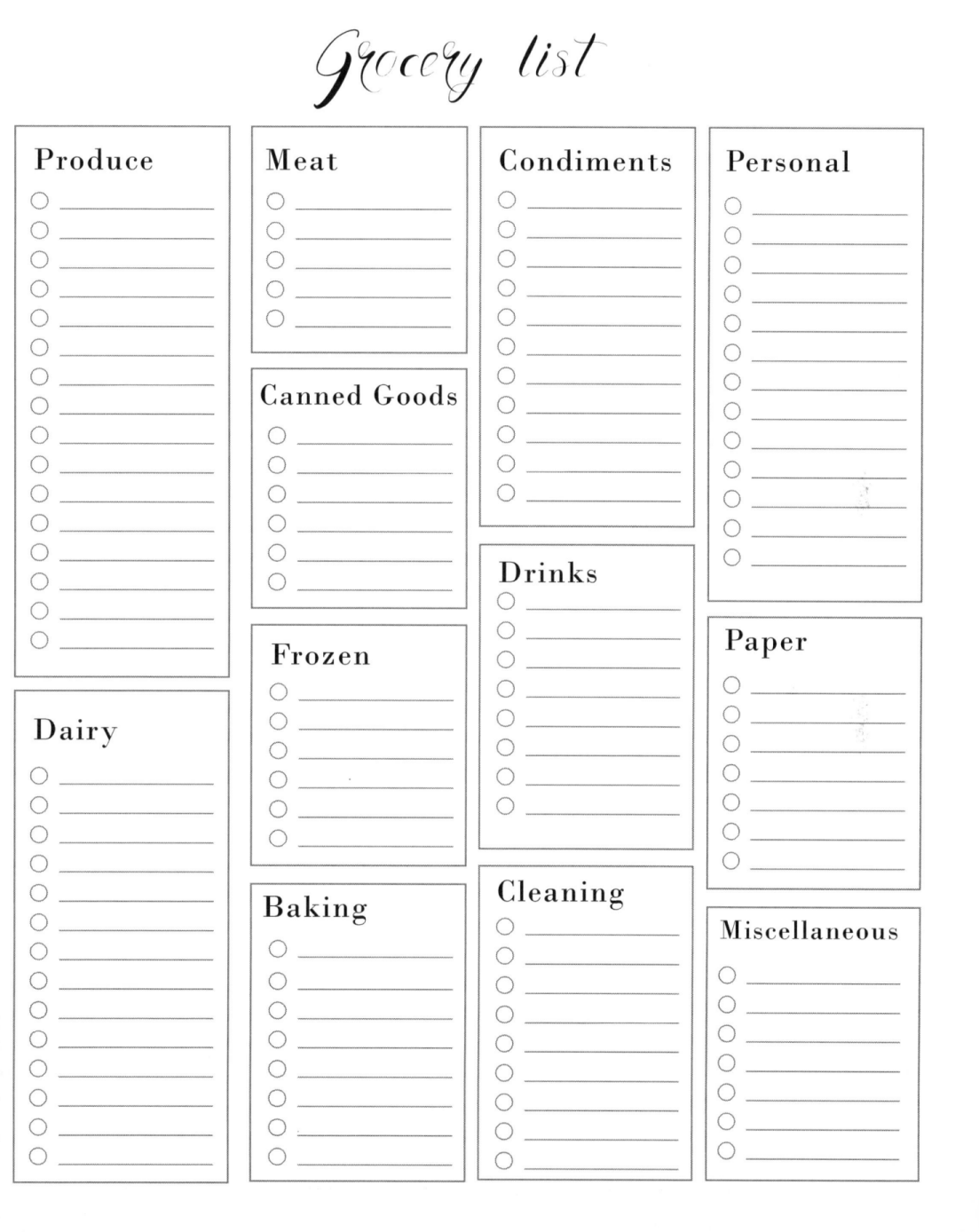

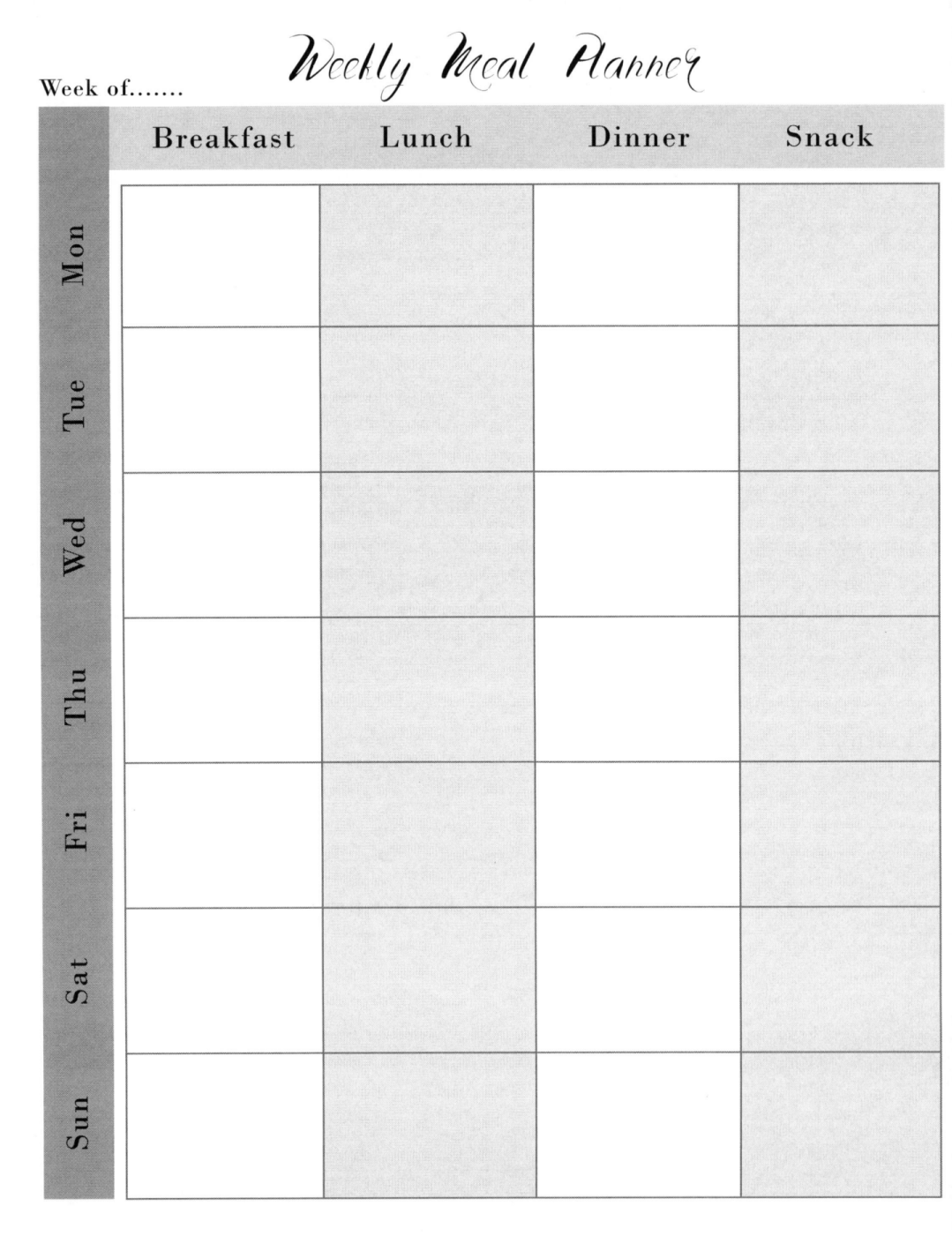

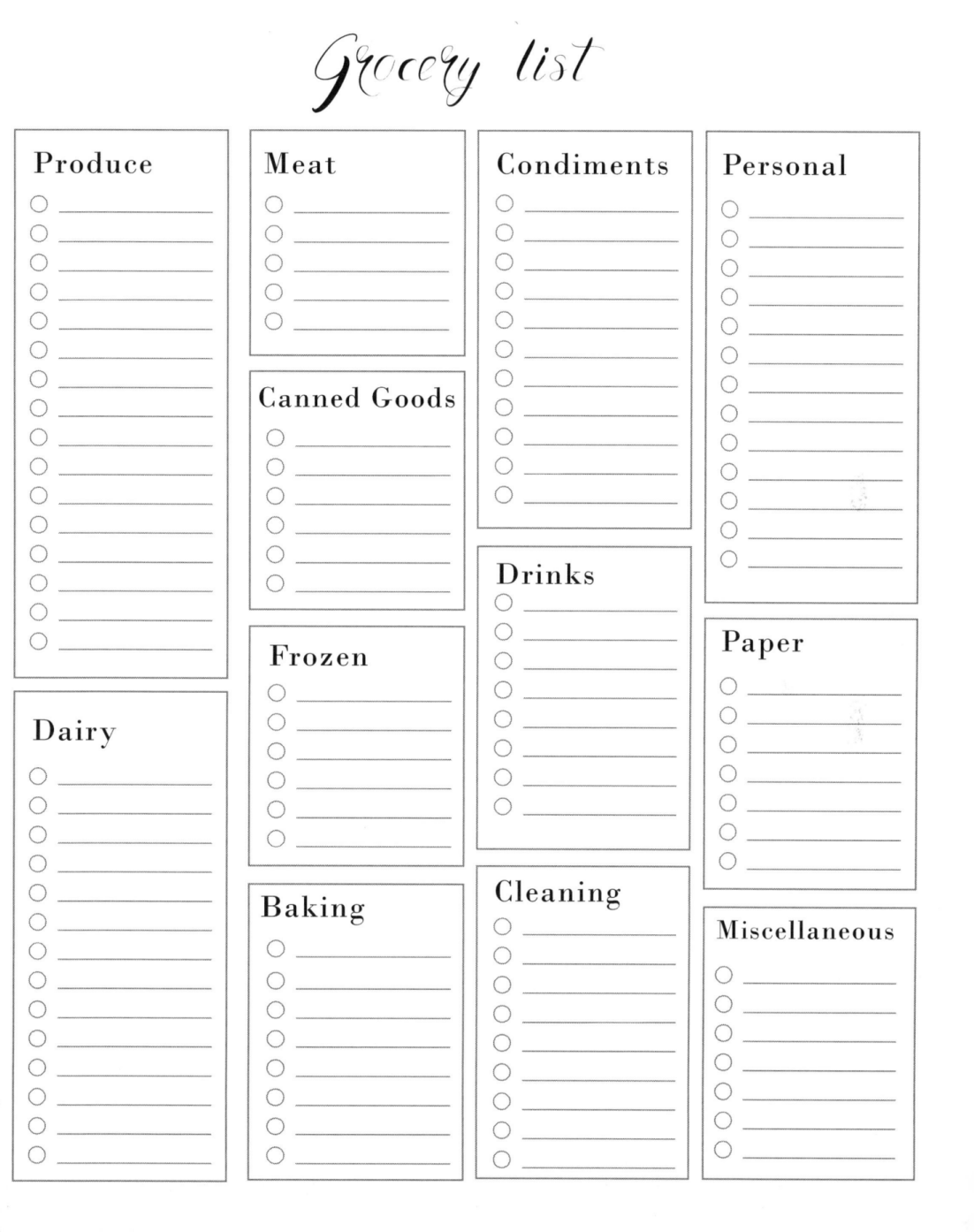

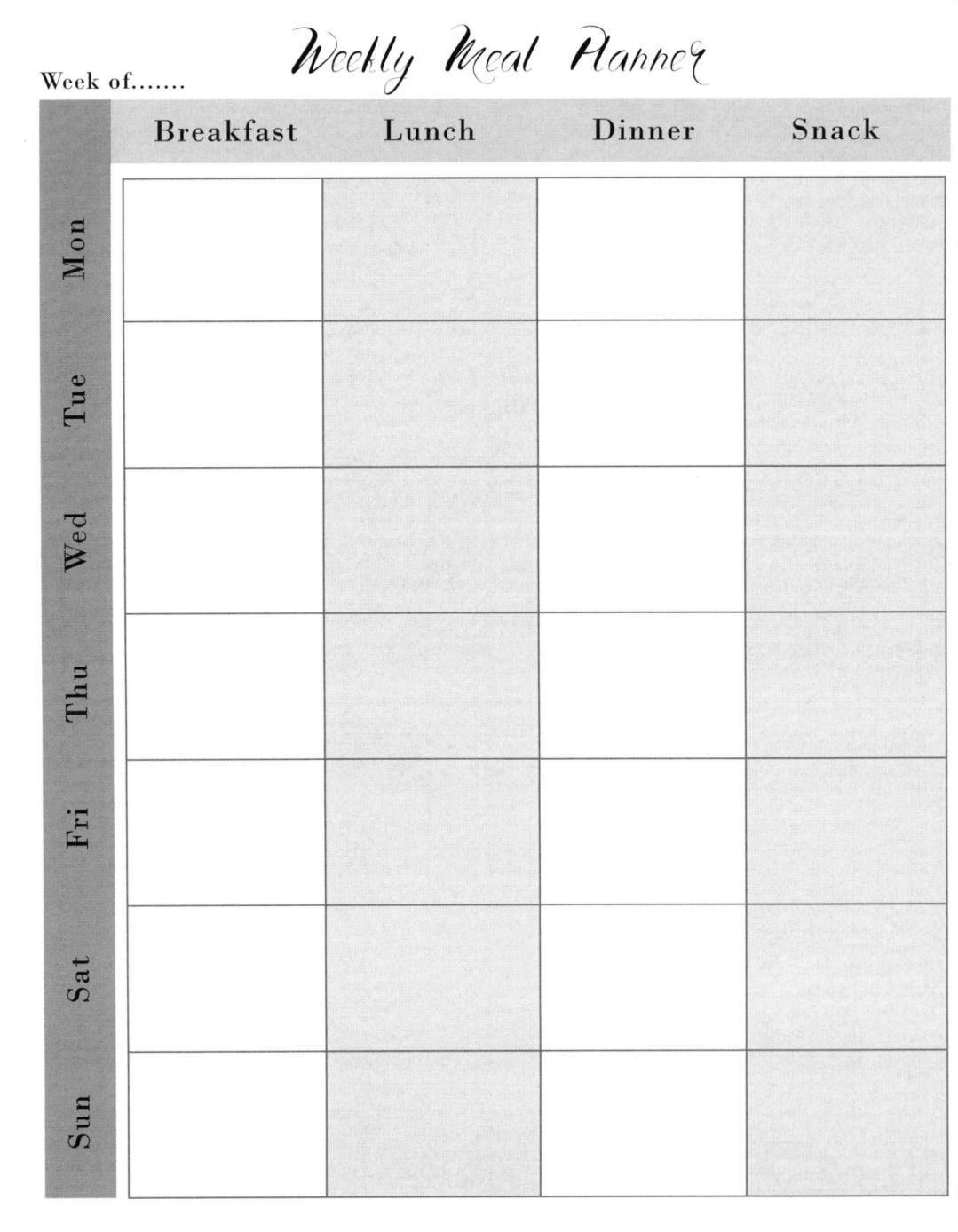

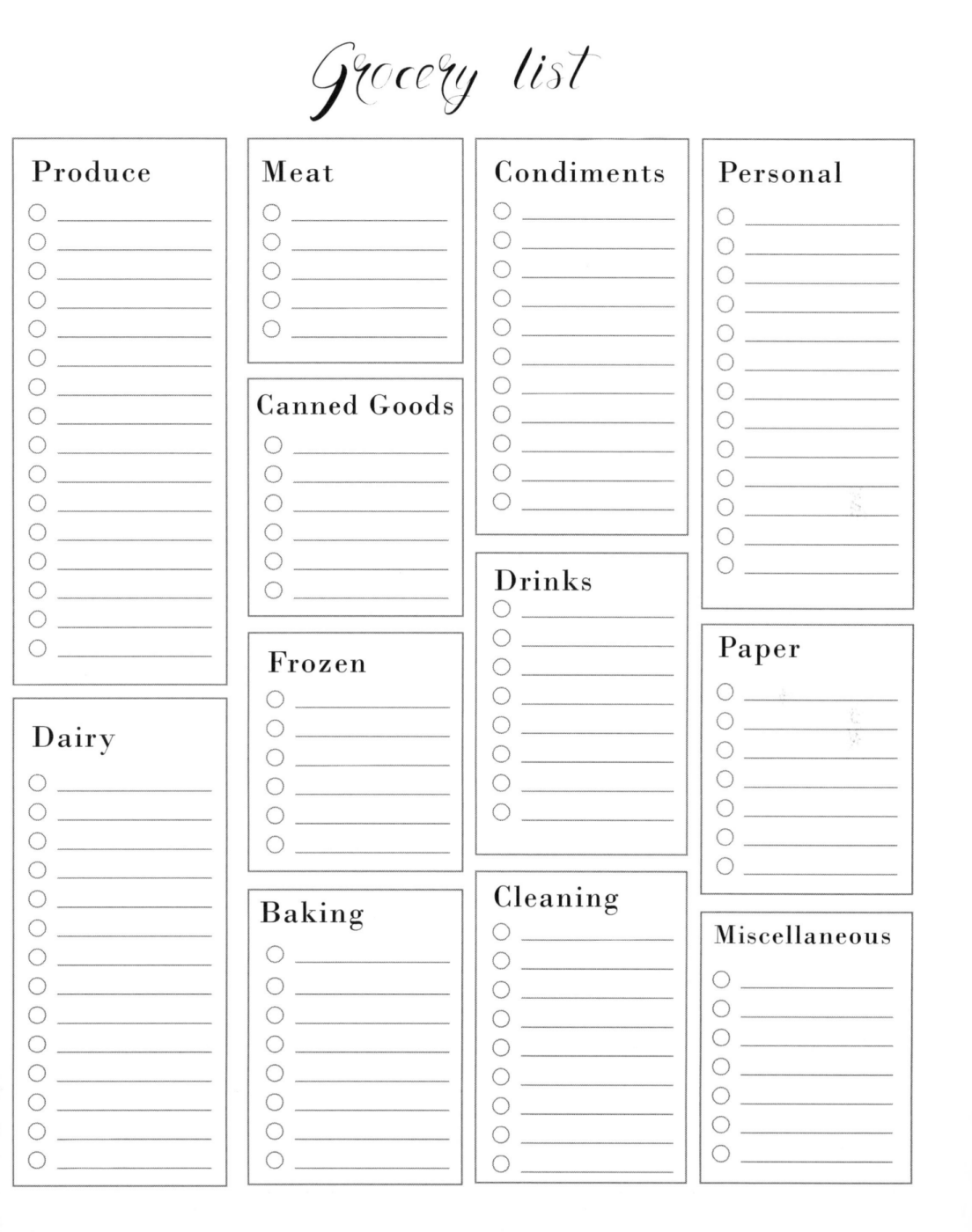

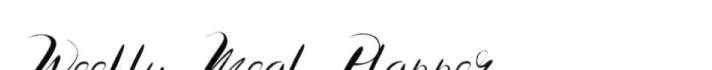

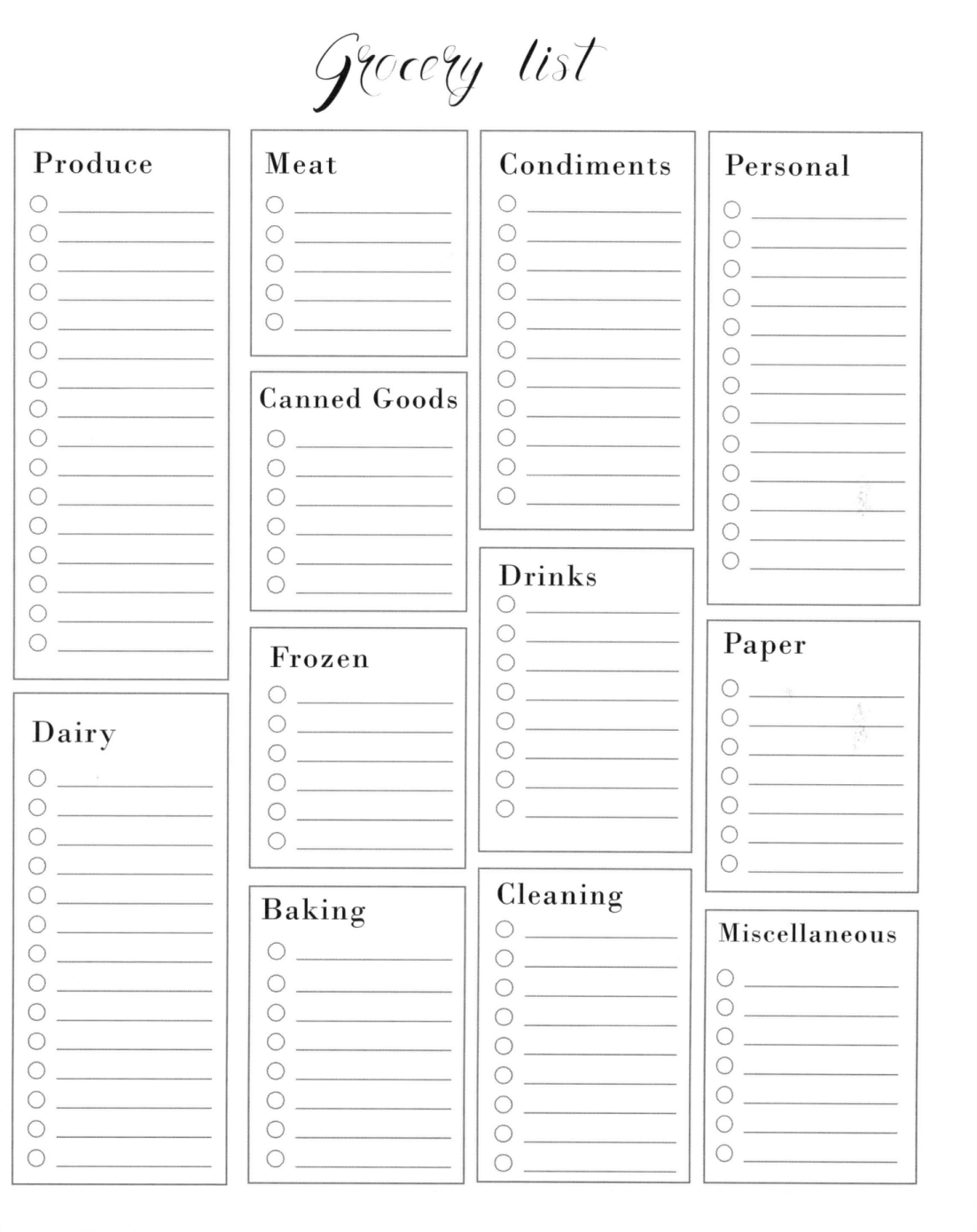

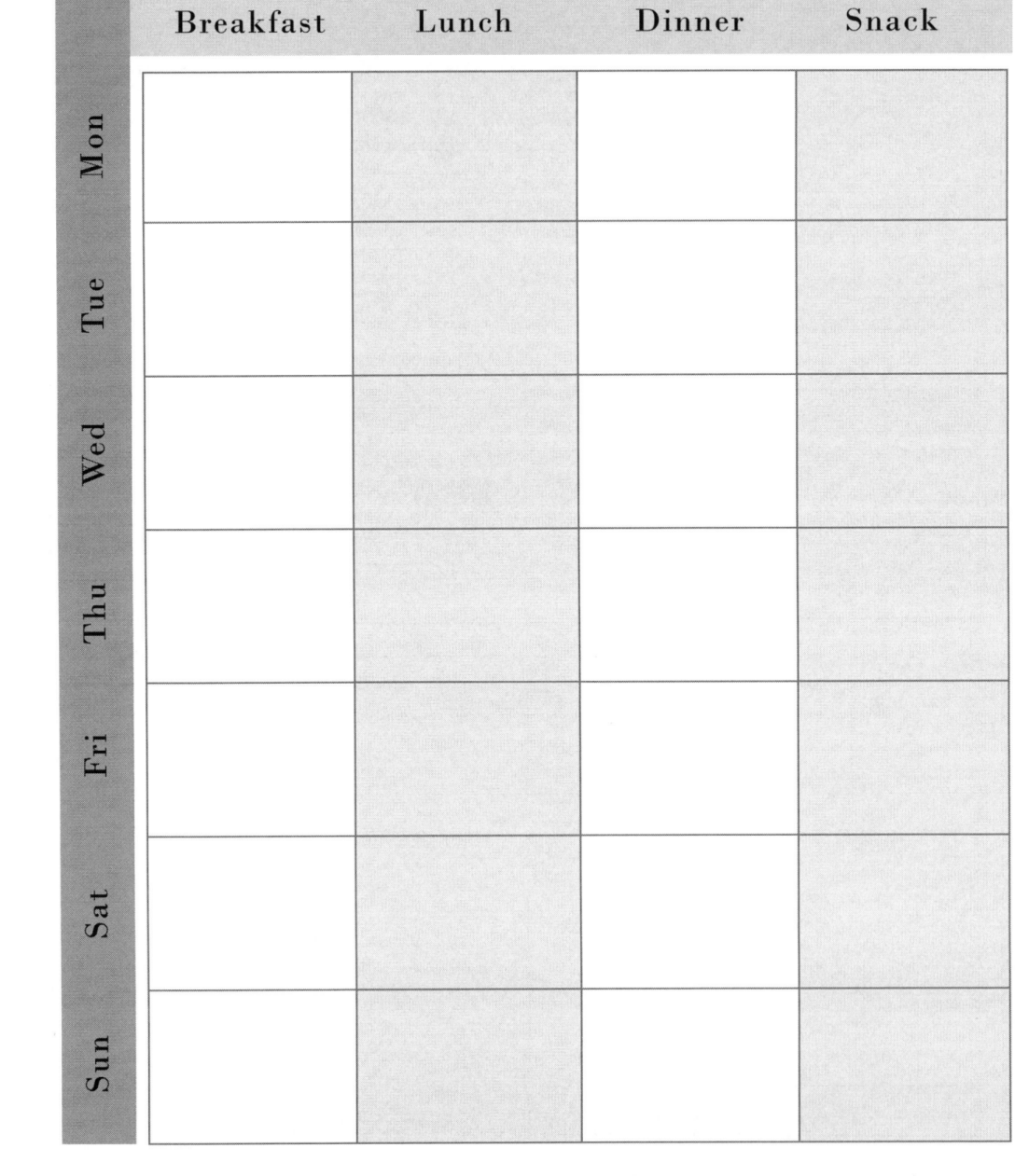

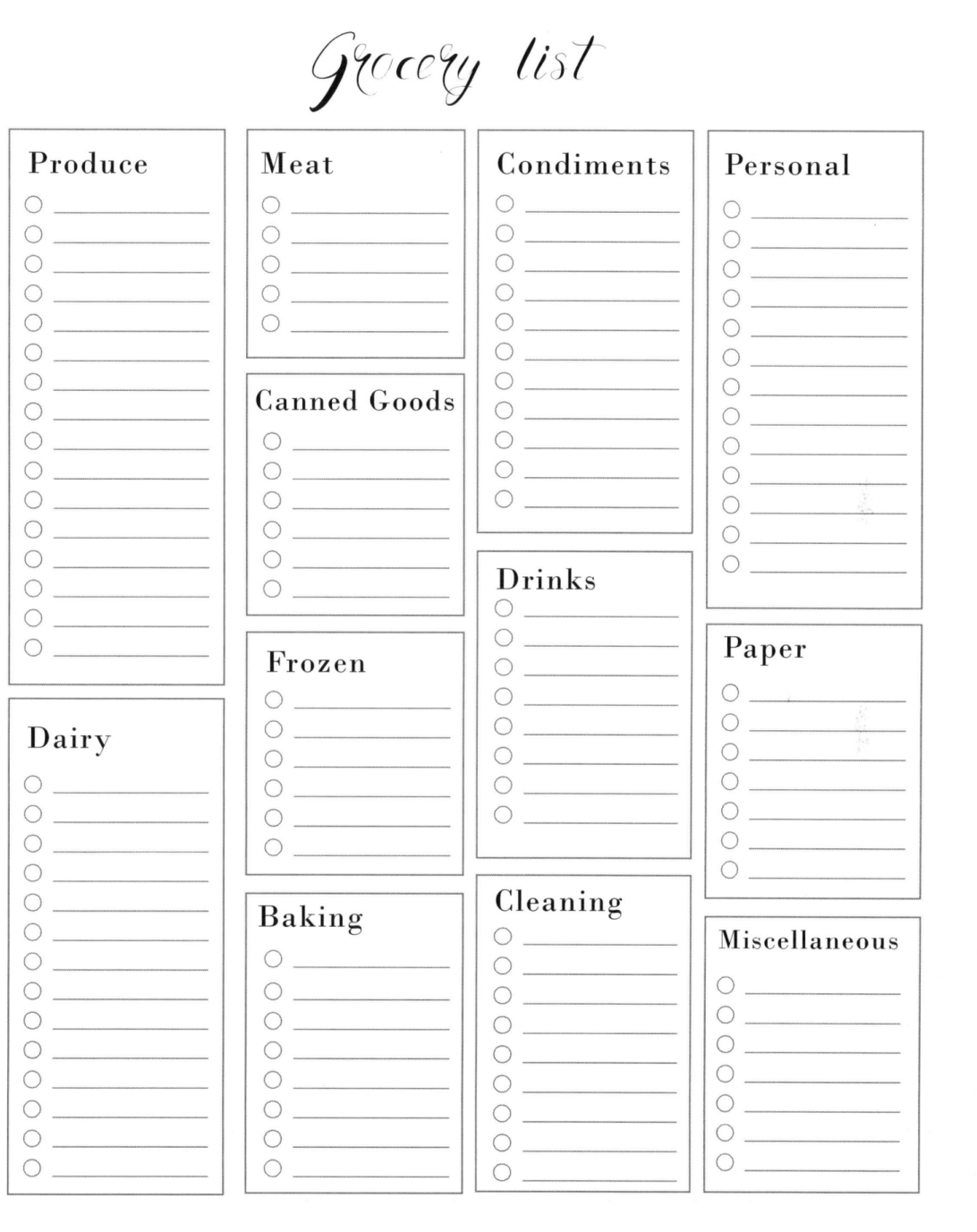

Weekly Meal Planner

Week of.......

	Breakfast	Lunch	Dinner	Snack
Mon				
Tue				
Wed				
Thu				
Fri				
Sat				
Sun				

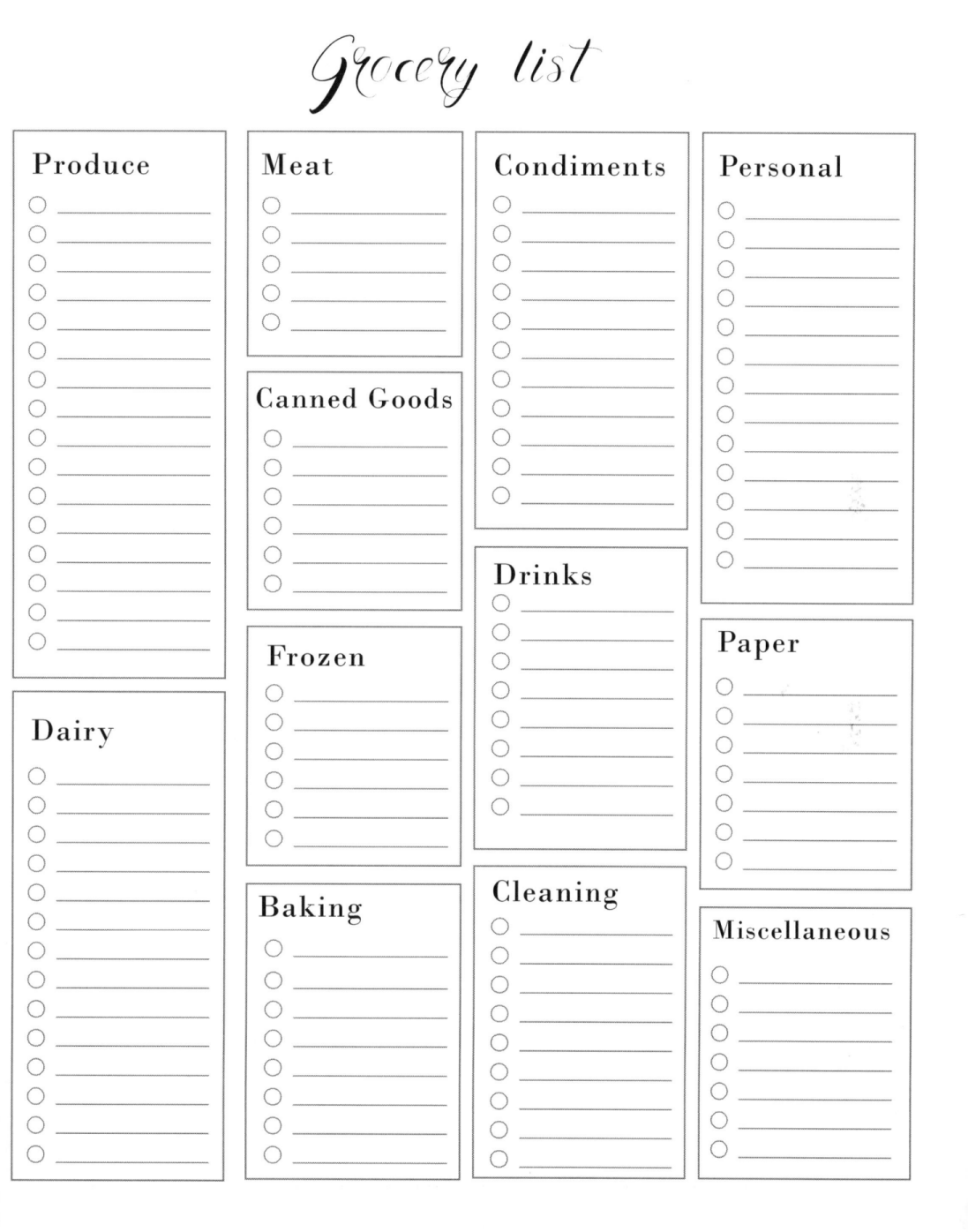

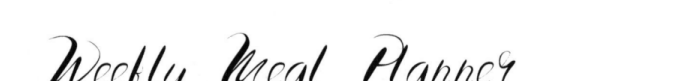

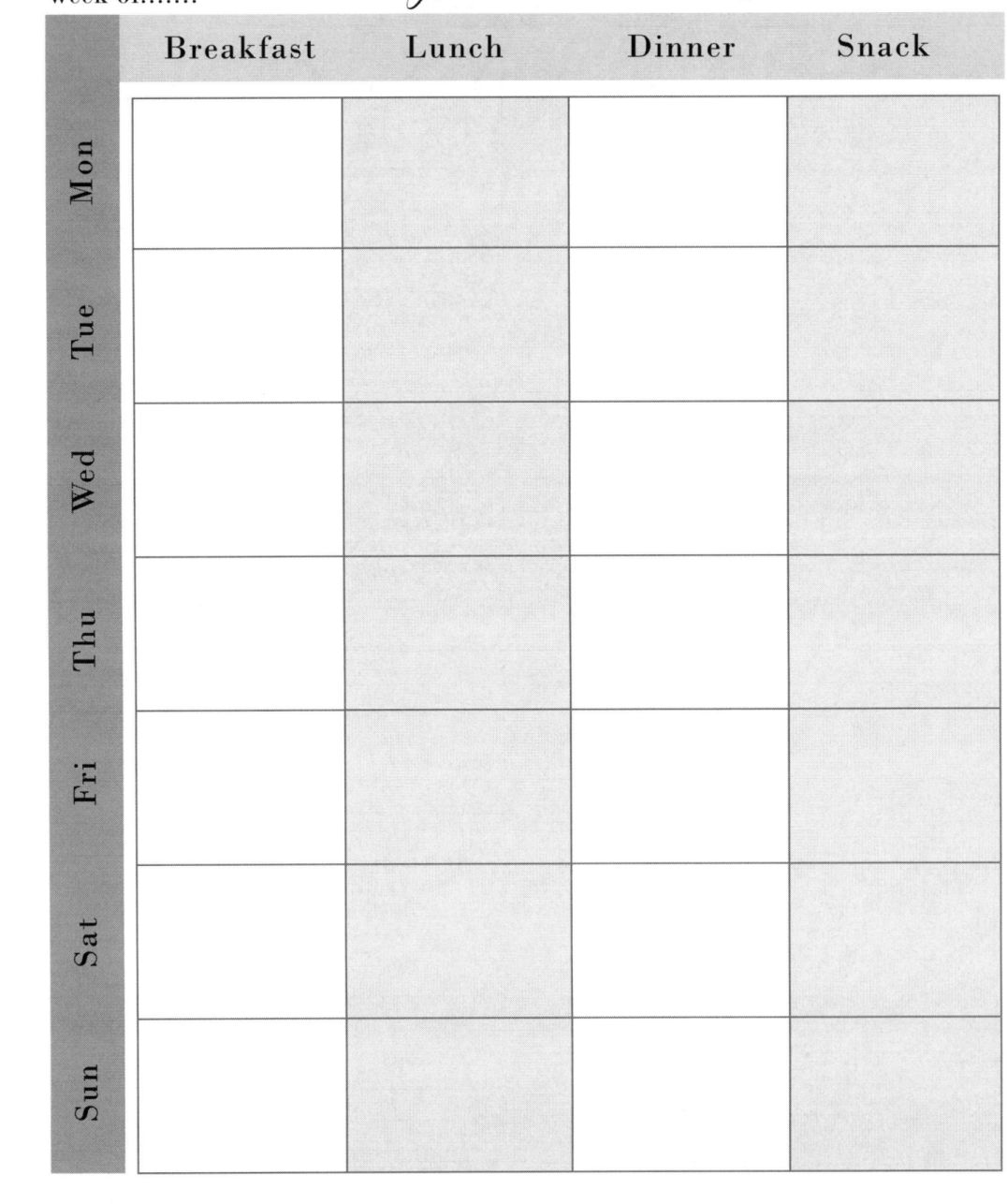

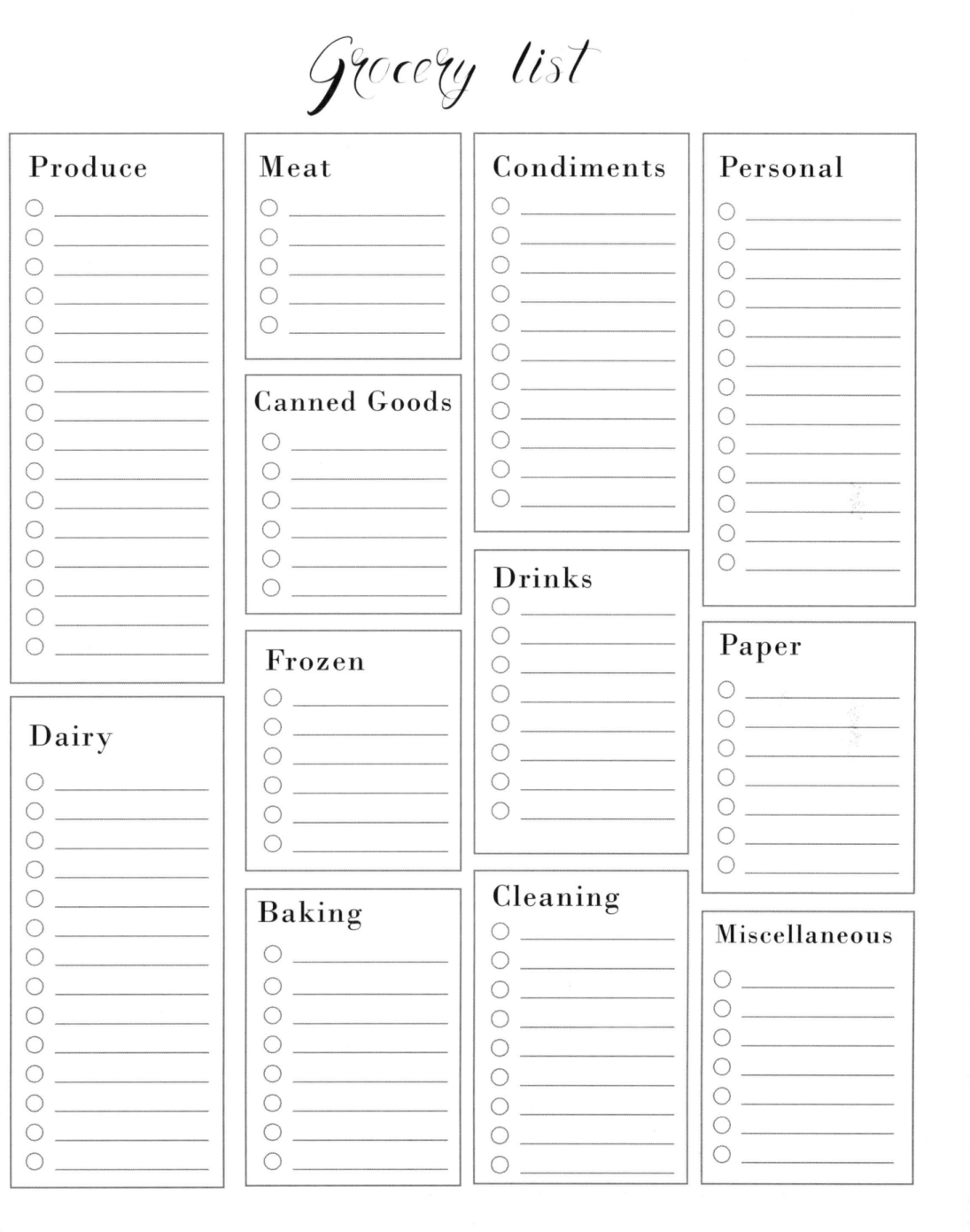

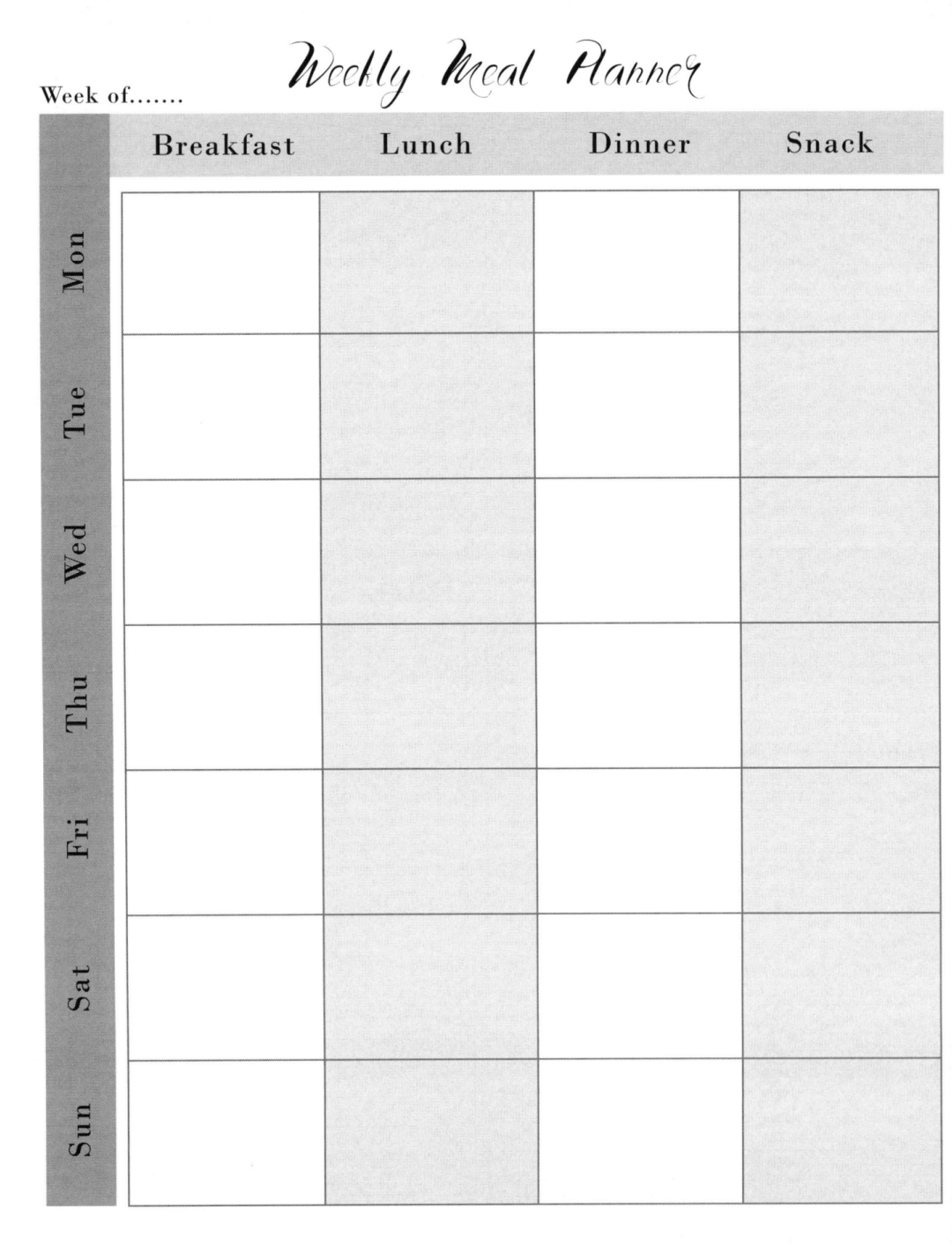

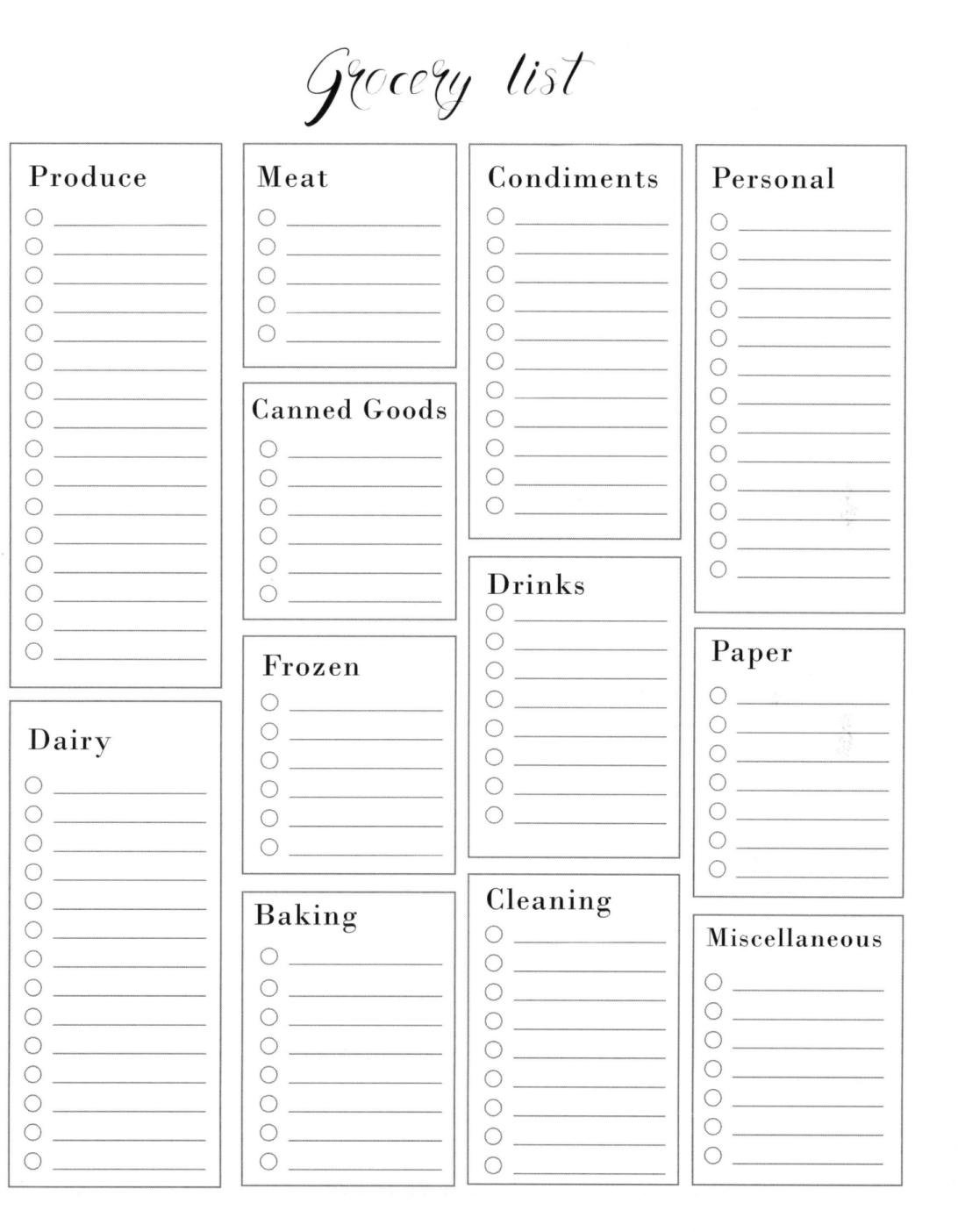

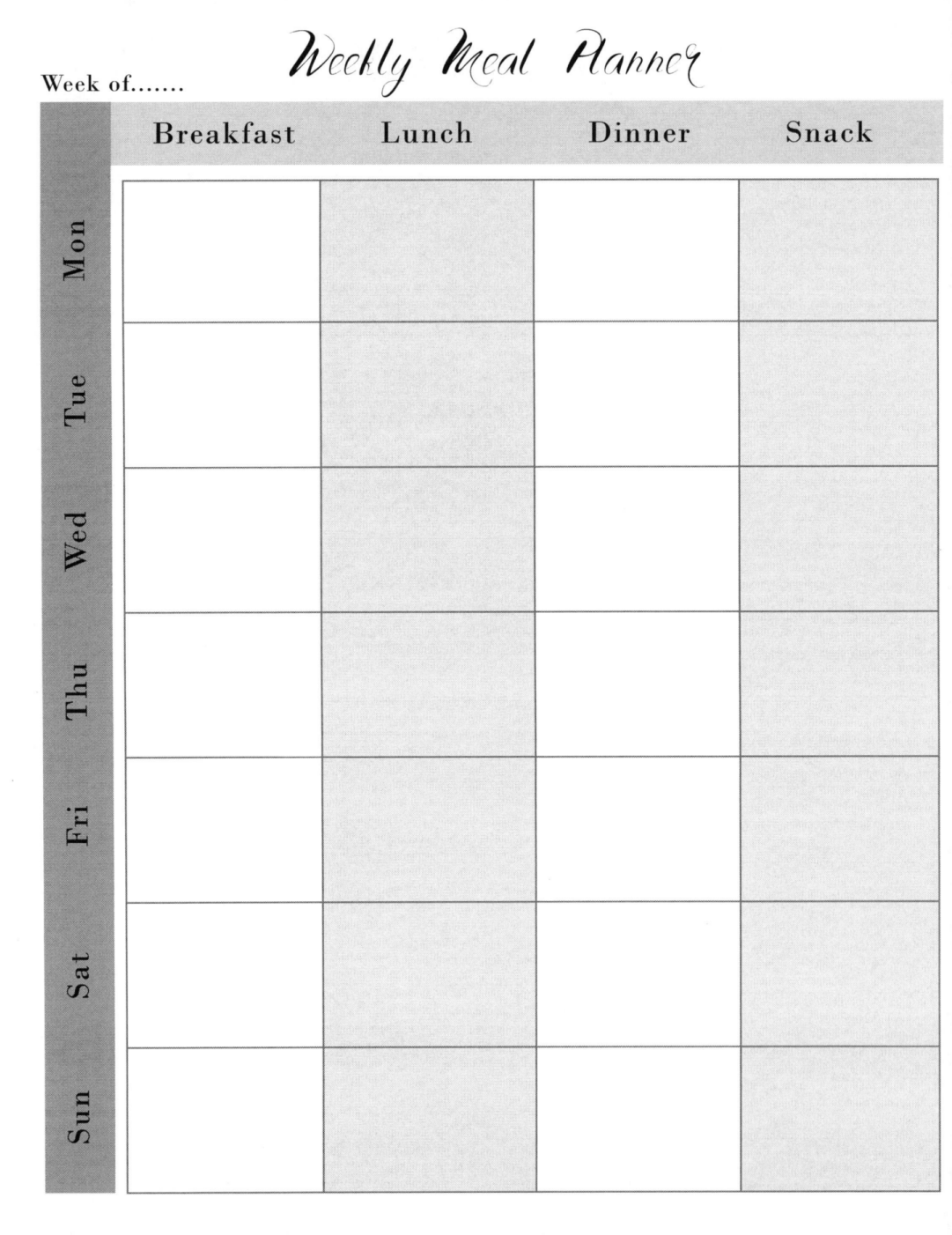

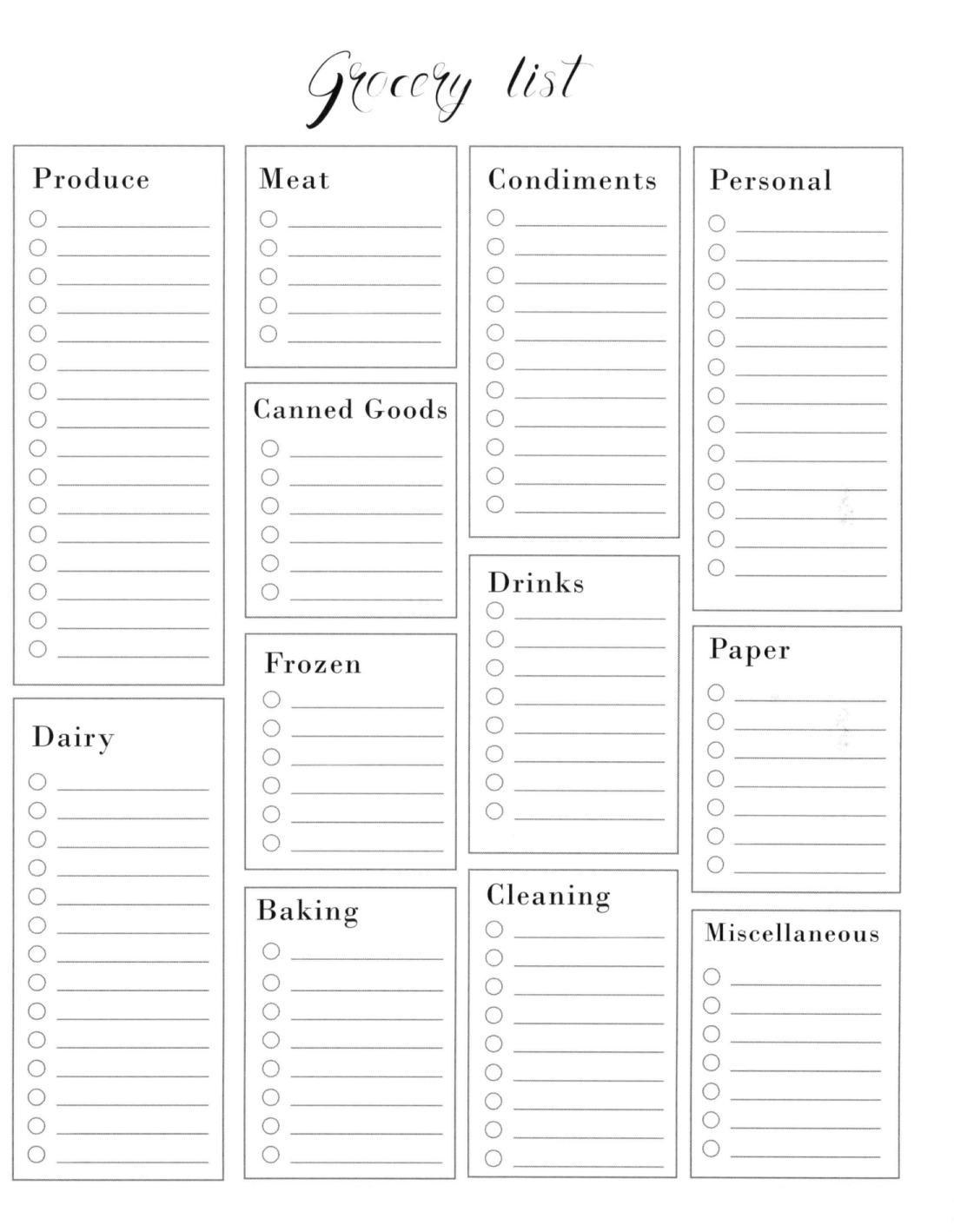

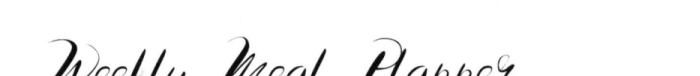

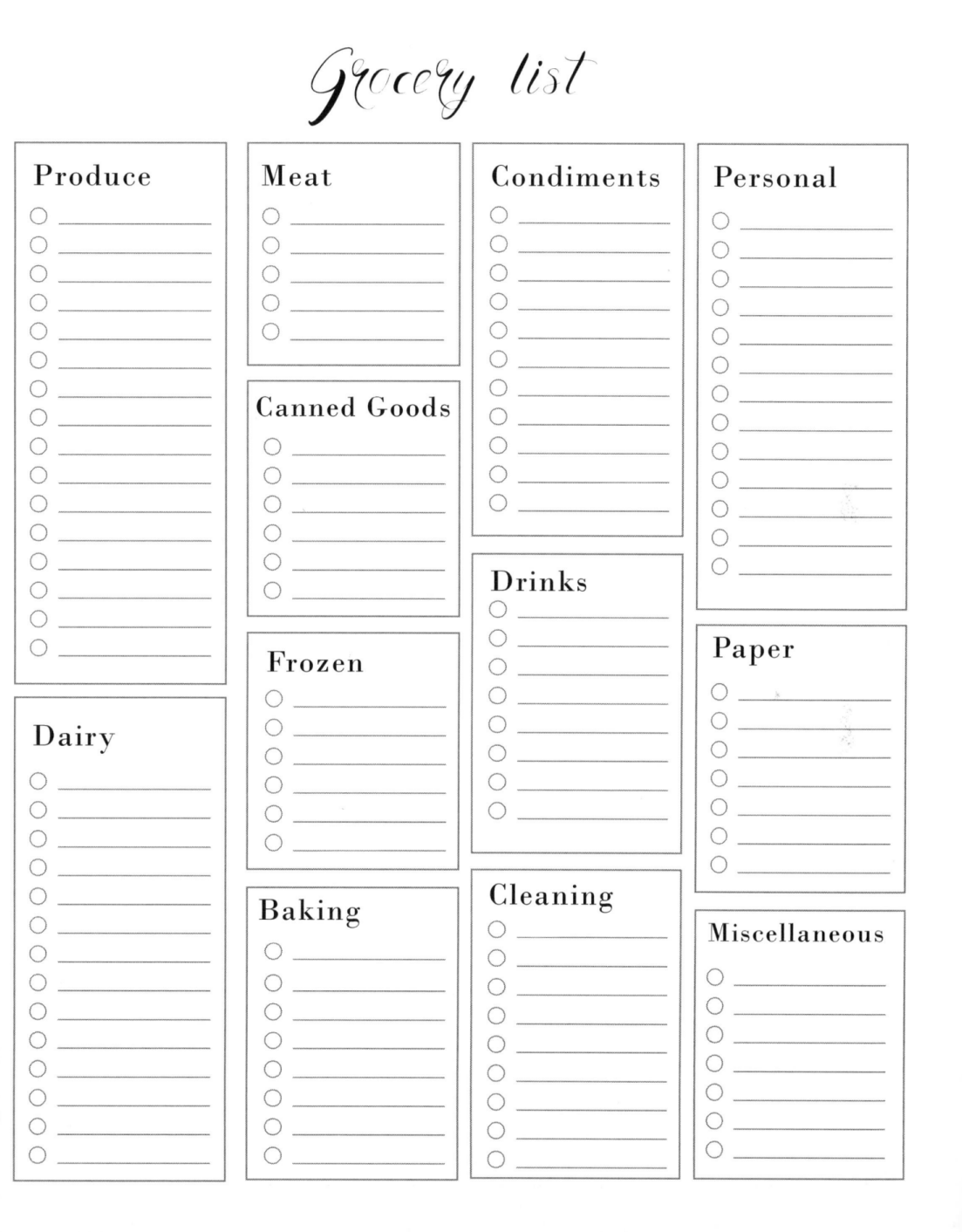

Weekly Meal Planner

Week of.......

	Breakfast	Lunch	Dinner	Snack
Mon				
Tue				
Wed				
Thu				
Fri				
Sat				
Sun				

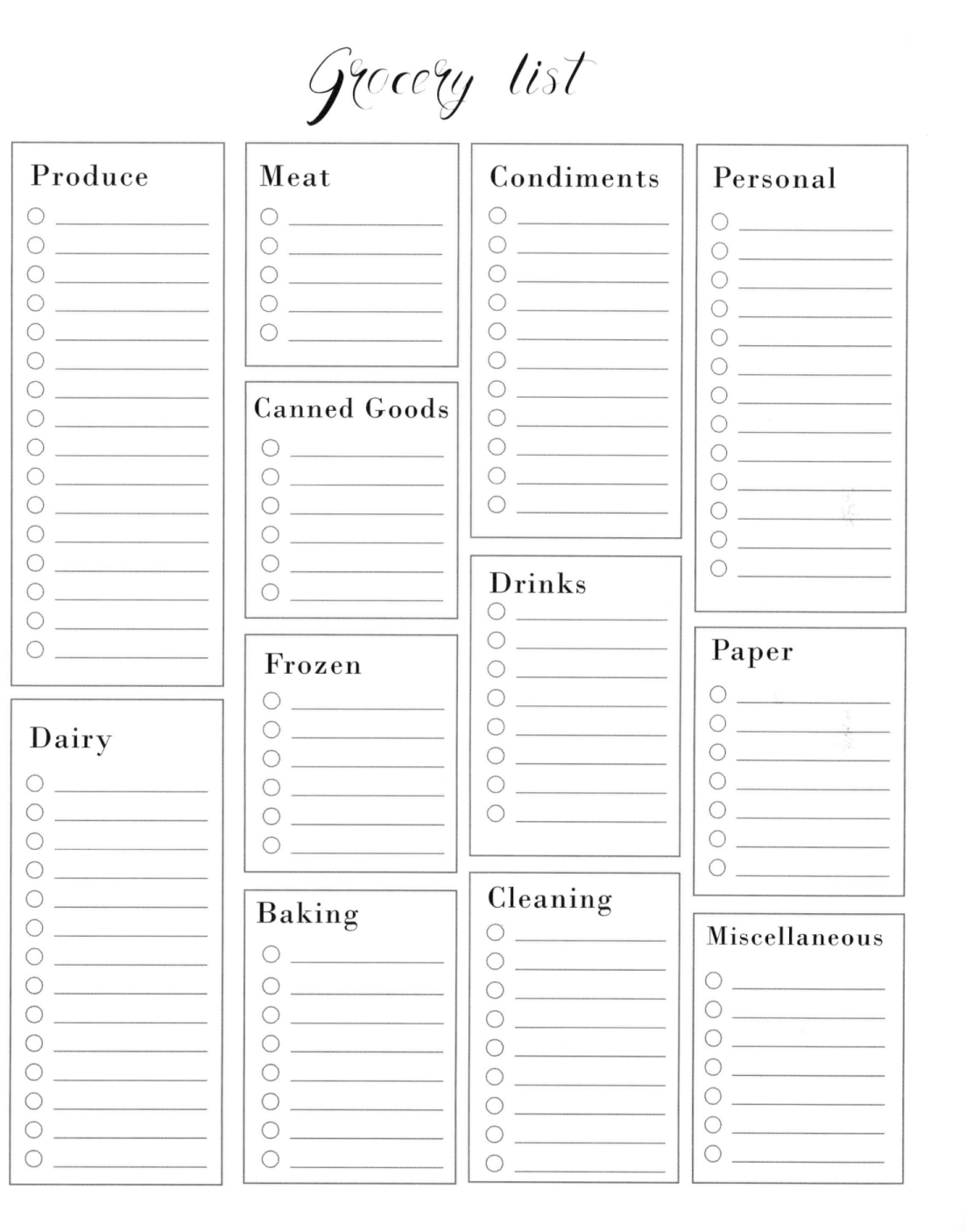

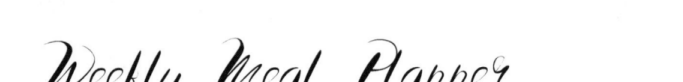

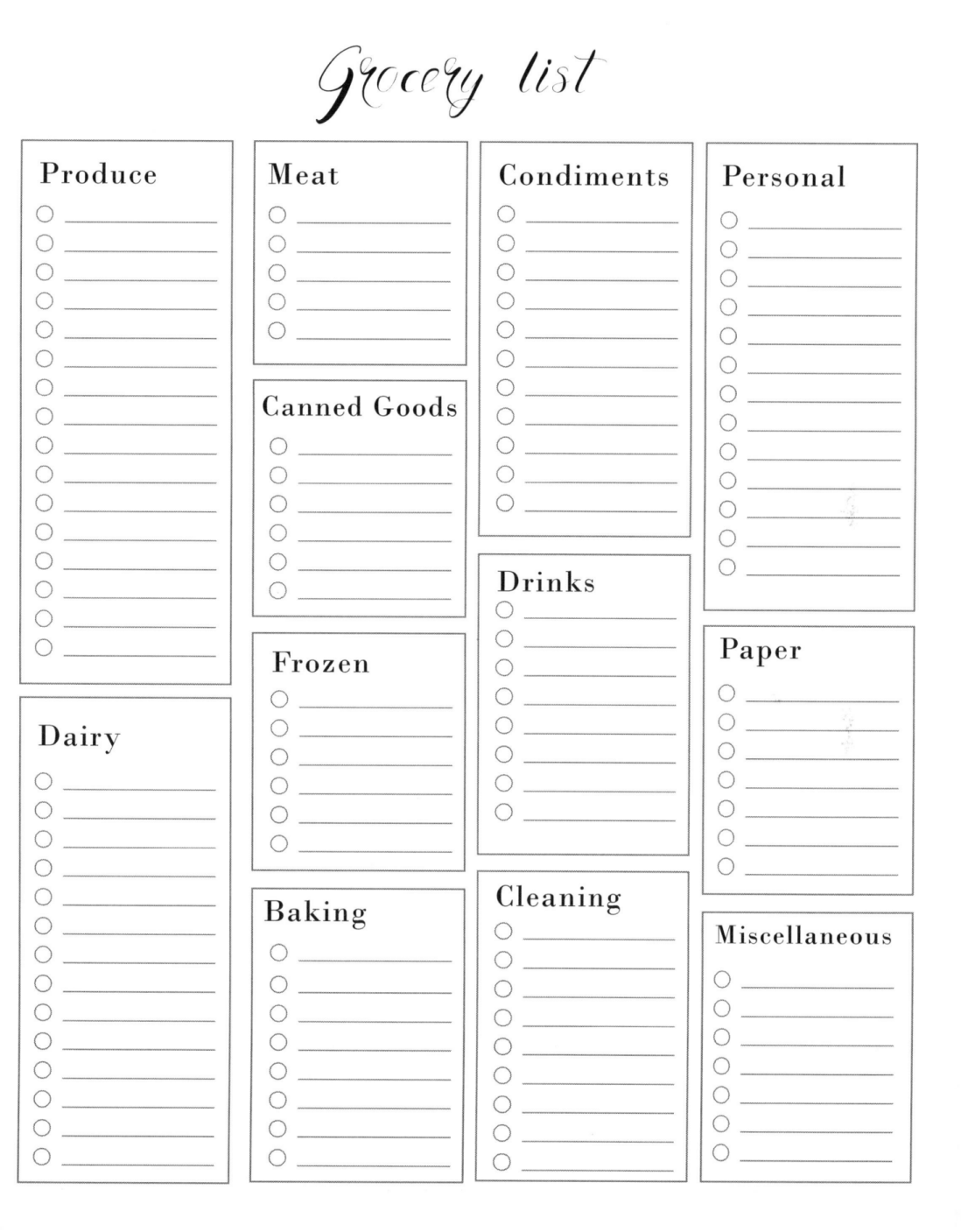

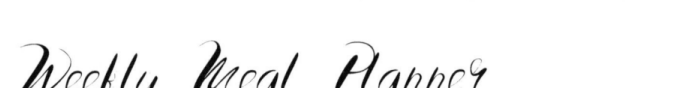

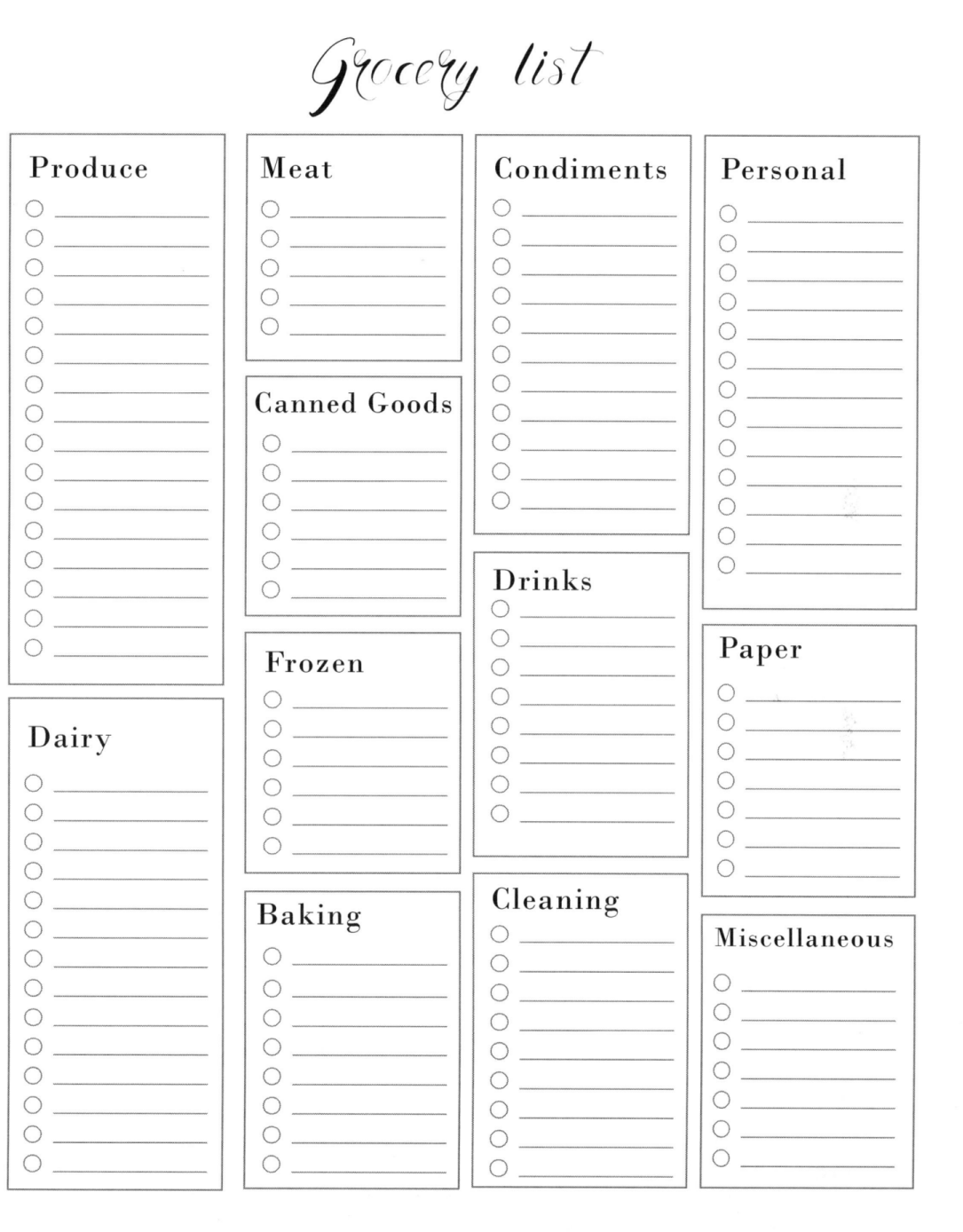

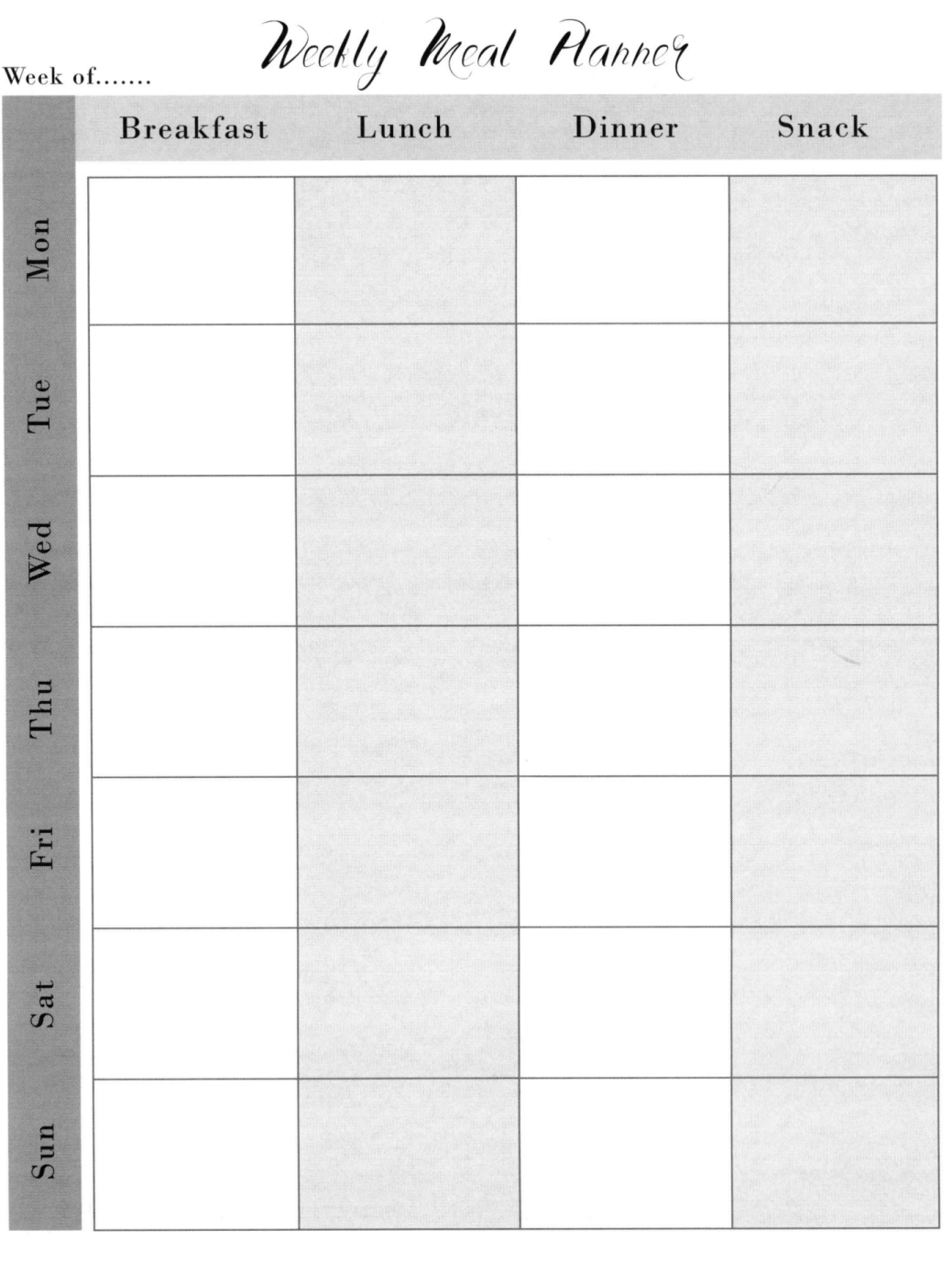

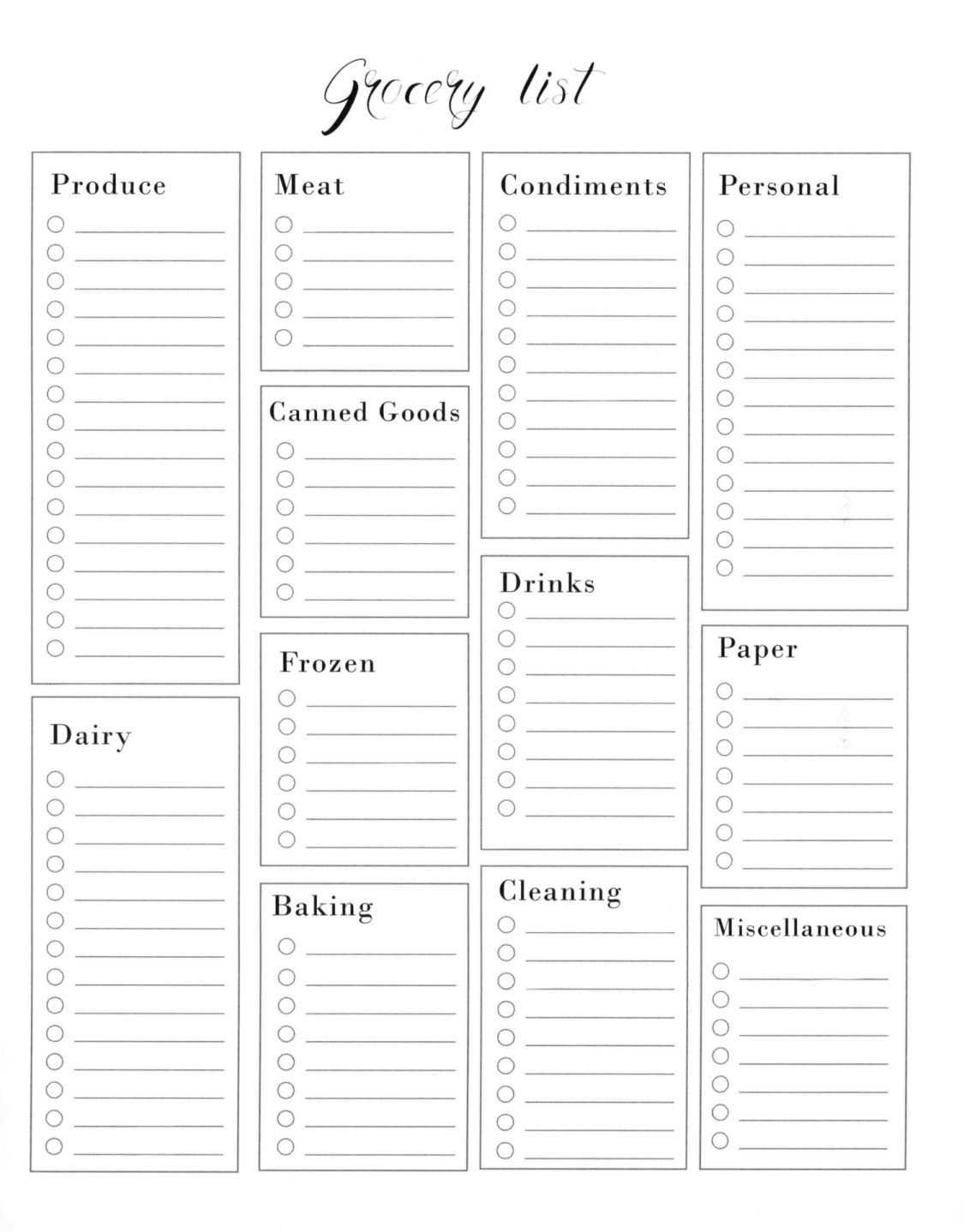

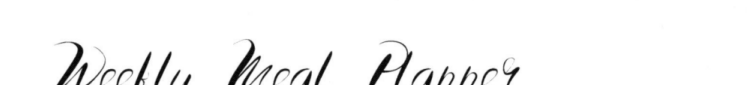

Week of.......

	Breakfast	Lunch	Dinner	Snack
Mon				
Tue				
Wed				
Thu				
Fri				
Sat				
Sun				

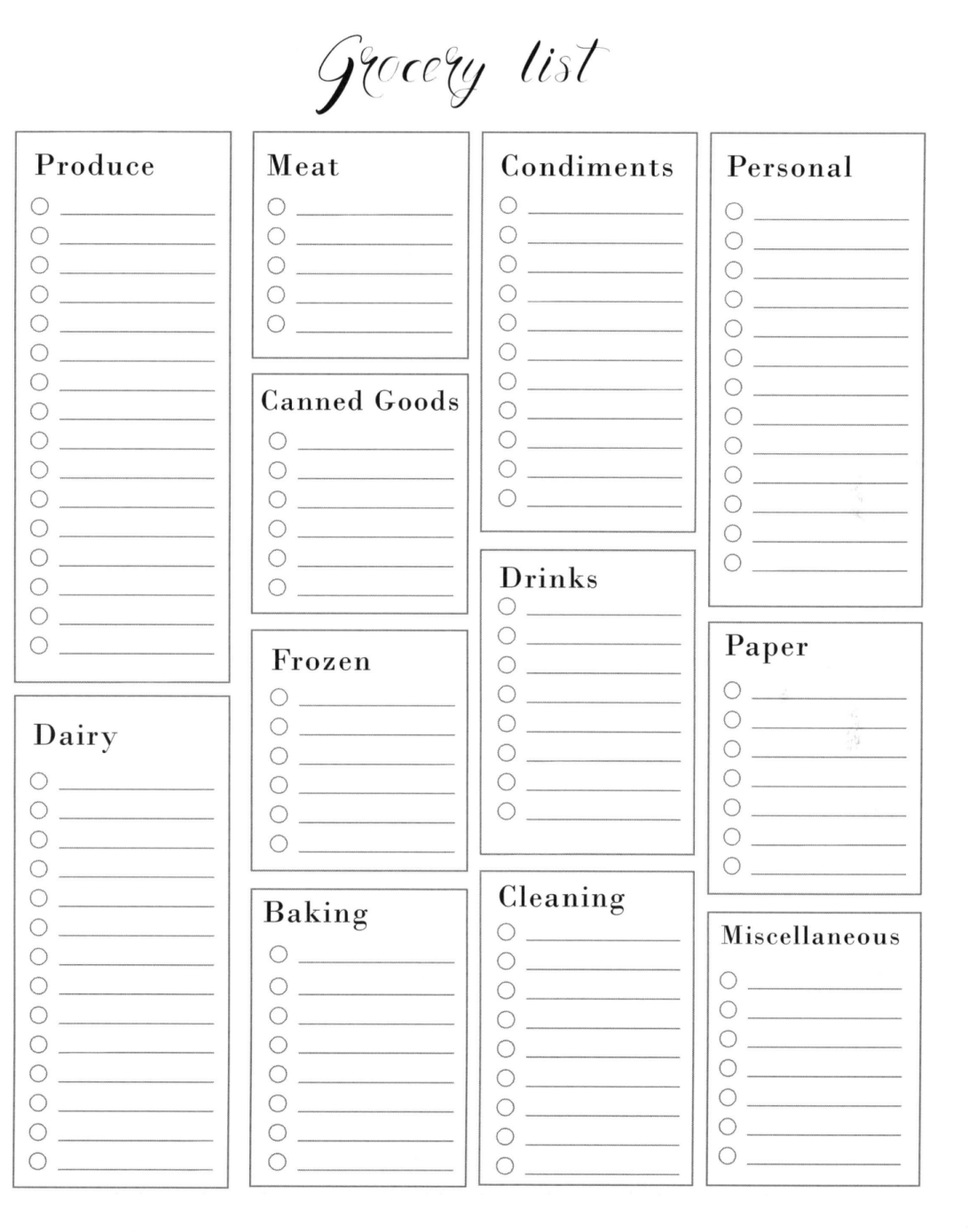

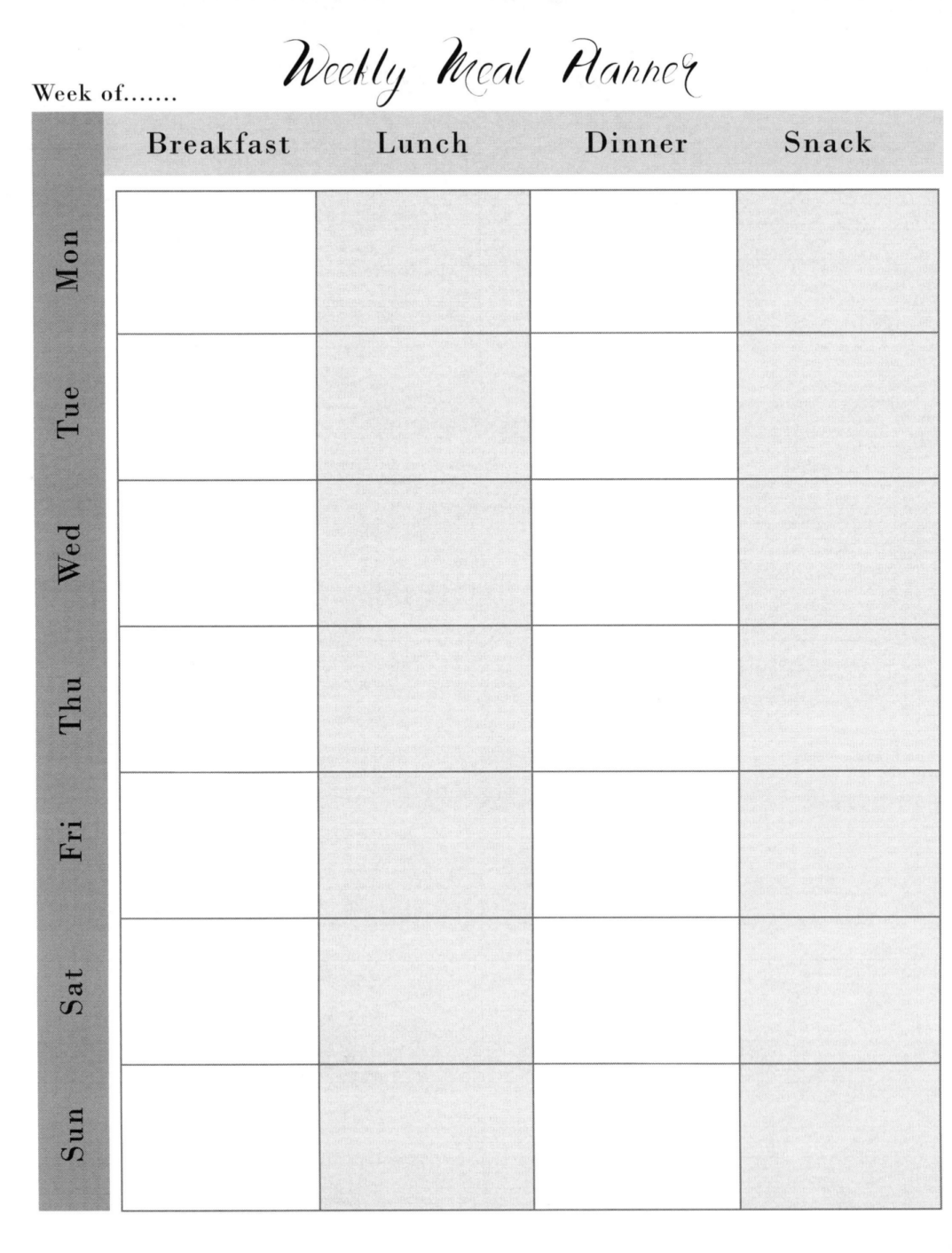

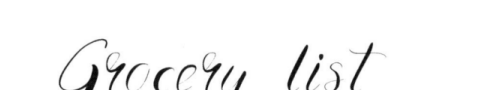

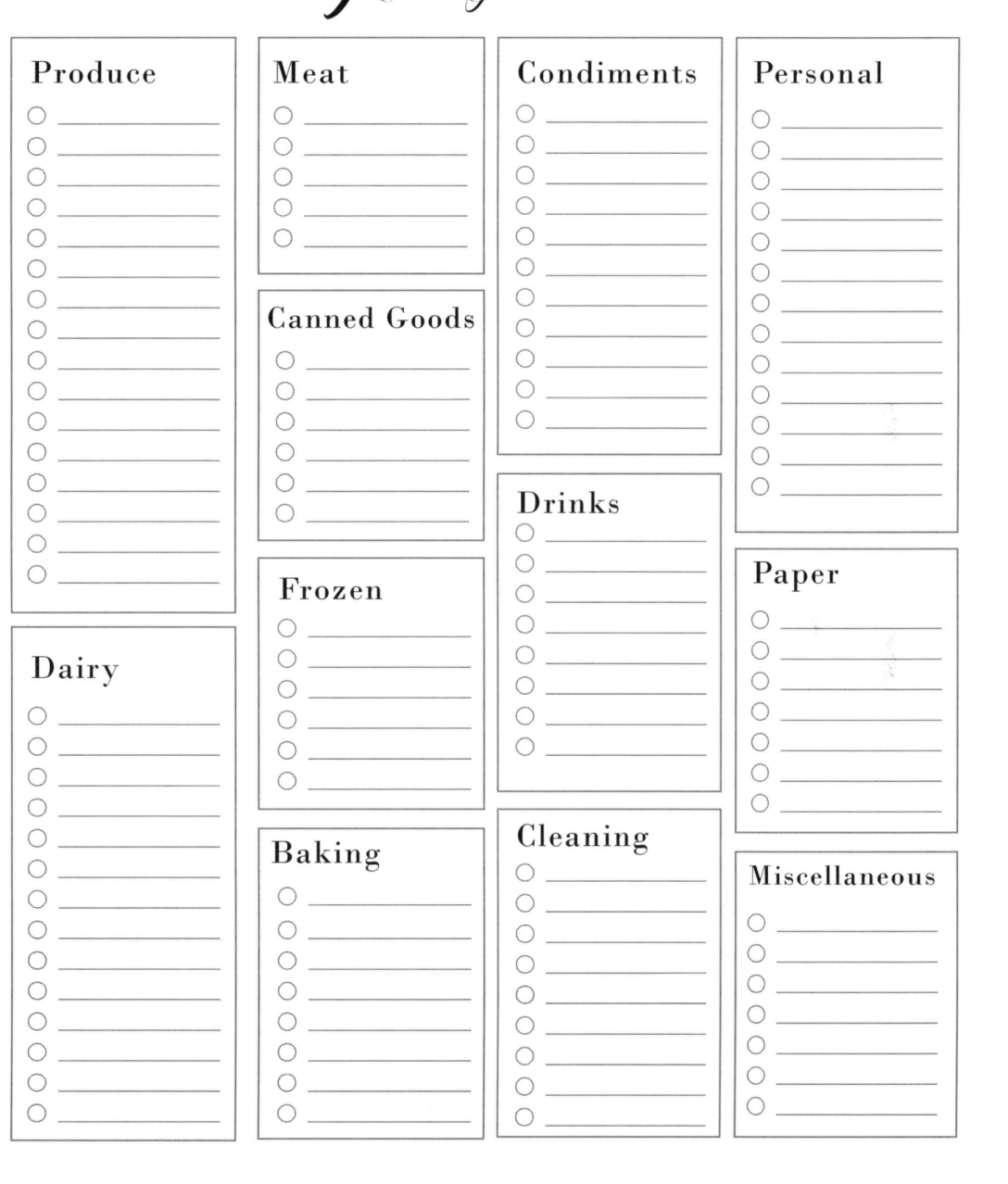

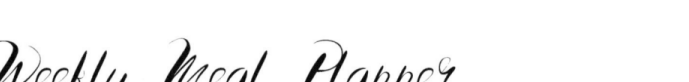

Week of.......

	Breakfast	Lunch	Dinner	Snack
Mon				
Tue				
Wed				
Thu				
Fri				
Sat				
Sun				

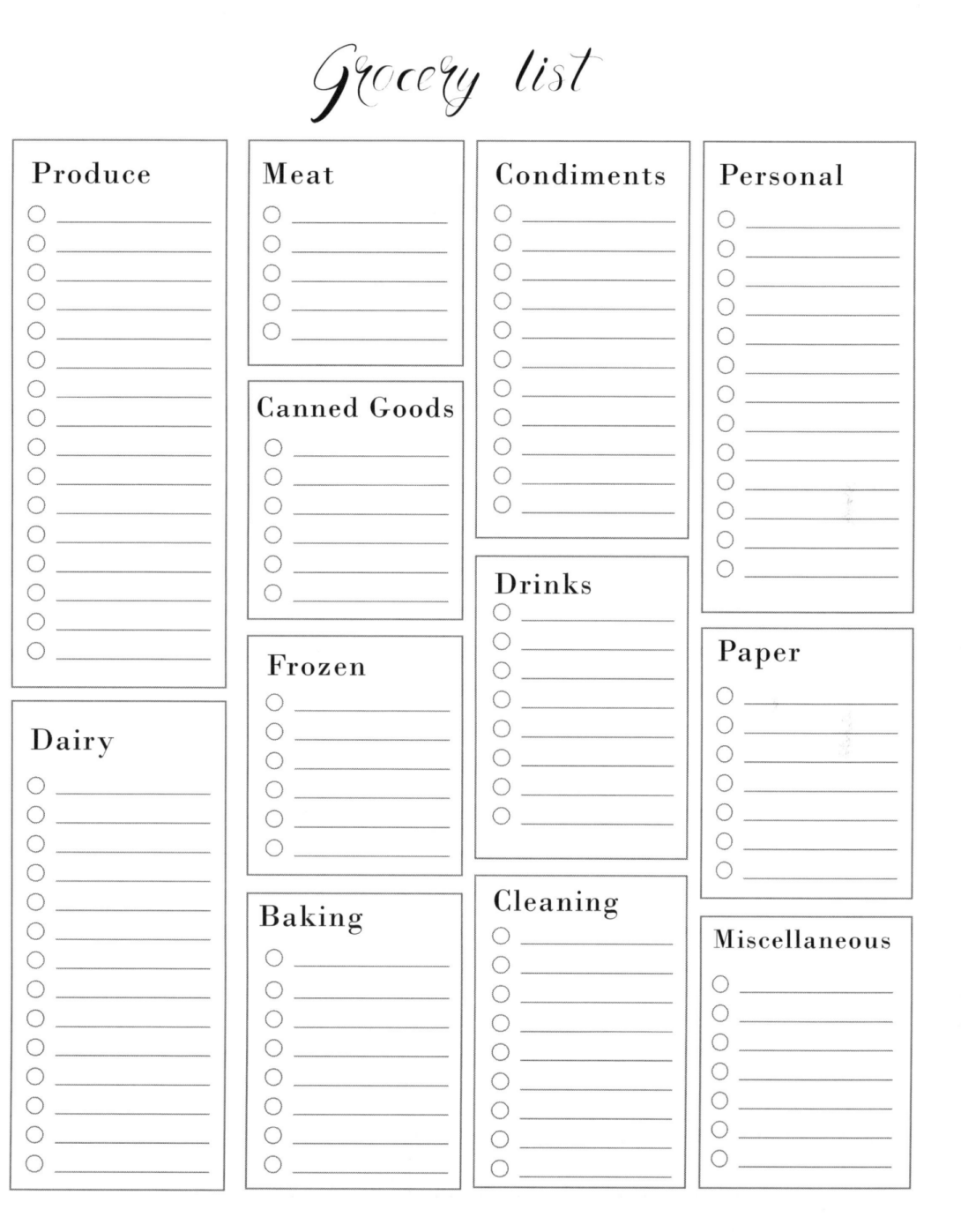

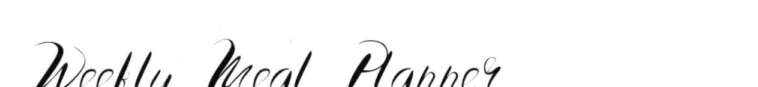

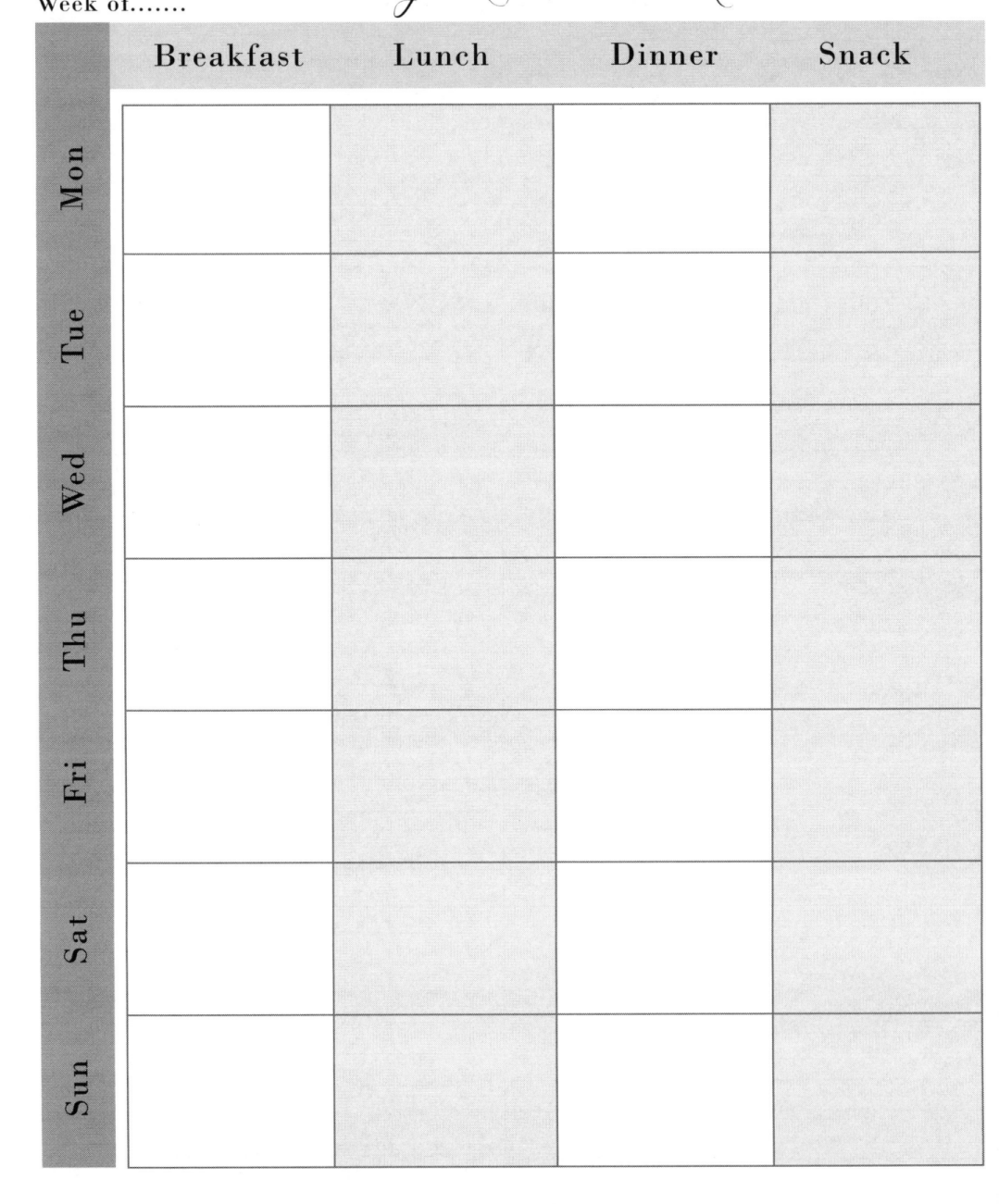

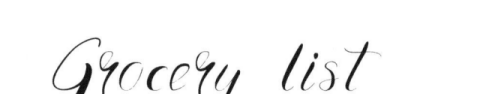

Produce	Meat	Condiments	Personal
○ _____	○ _____	○ _____	○ _____
○ _____	○ _____	○ _____	○ _____
○ _____	○ _____	○ _____	○ _____
○ _____	○ _____	○ _____	○ _____
○ _____	○ _____	○ _____	○ _____
○ _____		○ _____	○ _____
○ _____	**Canned Goods**	○ _____	○ _____
○ _____	○ _____	○ _____	○ _____
○ _____	○ _____	○ _____	○ _____
○ _____	○ _____	○ _____	○ _____
○ _____	○ _____		○ _____
○ _____	○ _____	**Drinks**	○ _____
○ _____	○ _____	○ _____	
○ _____		○ _____	**Paper**
	Frozen	○ _____	○ _____
Dairy	○ _____	○ _____	○ _____
○ _____	○ _____	○ _____	○ _____
○ _____	○ _____	○ _____	○ _____
○ _____	○ _____	○ _____	○ _____
○ _____	○ _____		○ _____
○ _____		**Cleaning**	
○ _____	**Baking**	○ _____	**Miscellaneous**
○ _____	○ _____	○ _____	○ _____
○ _____	○ _____	○ _____	○ _____
○ _____	○ _____	○ _____	○ _____
○ _____	○ _____	○ _____	○ _____
○ _____	○ _____	○ _____	○ _____
○ _____	○ _____	○ _____	○ _____
○ _____	○ _____	○ _____	○ _____

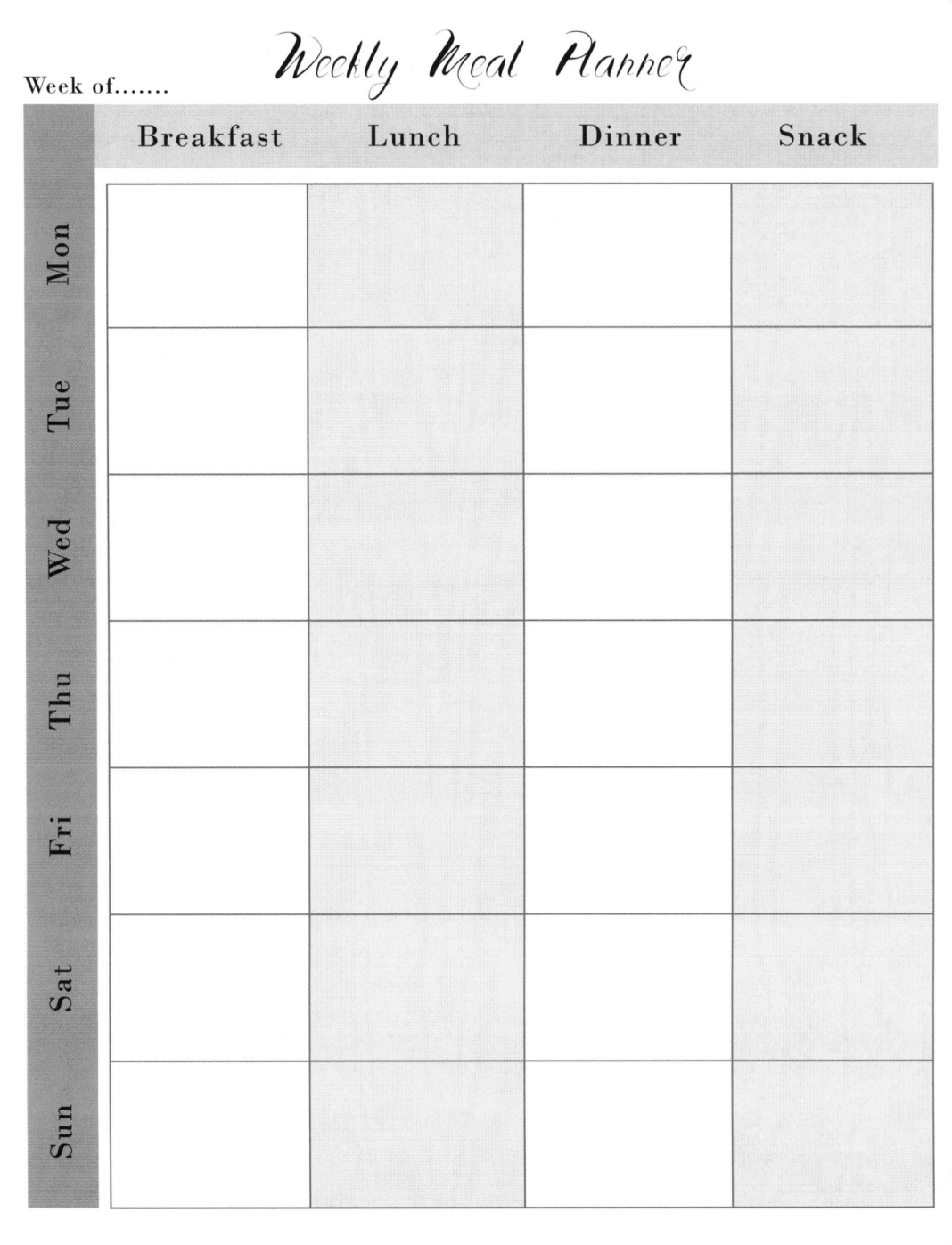

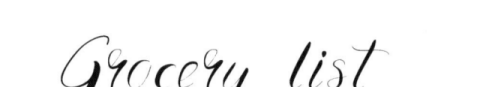

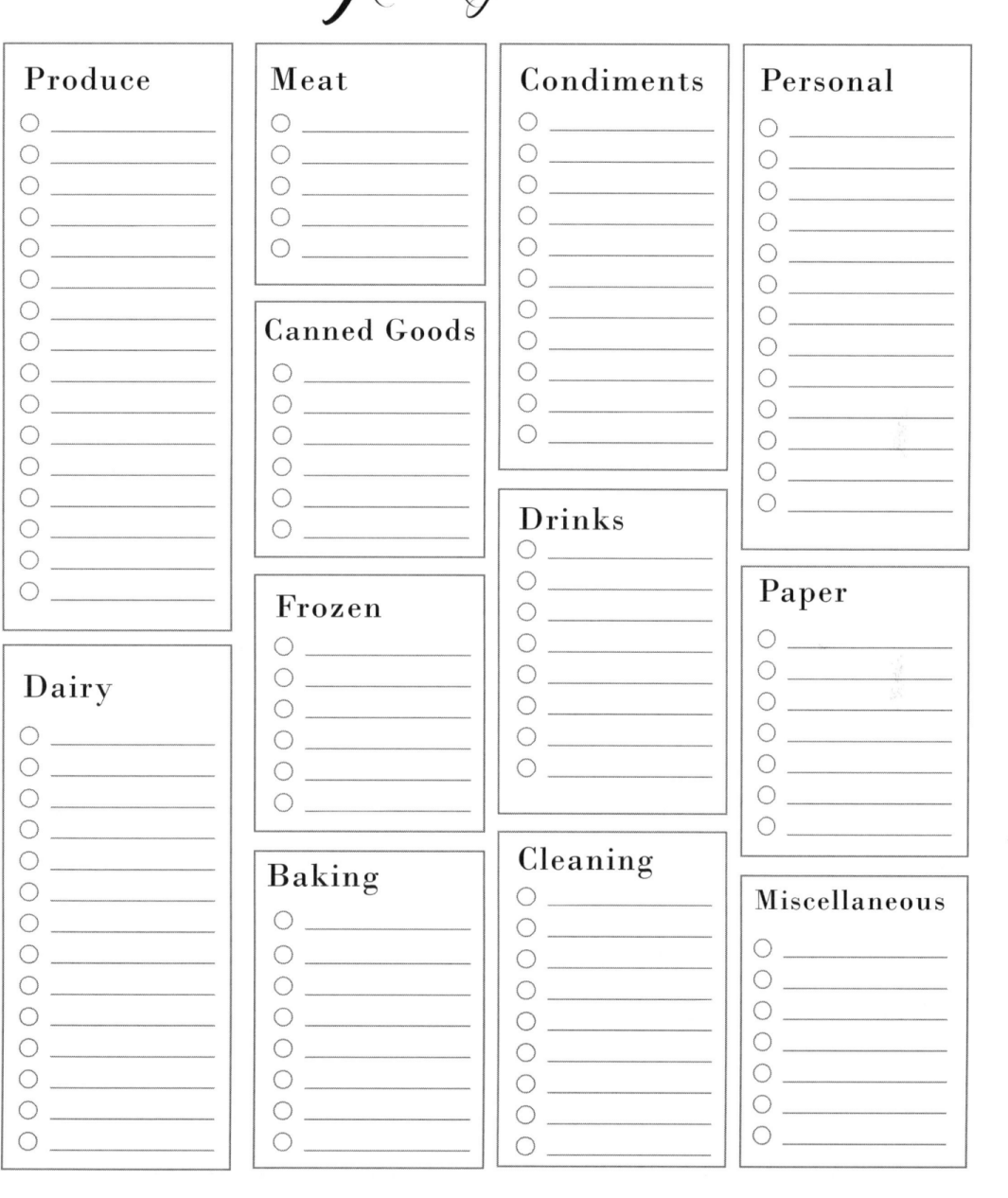

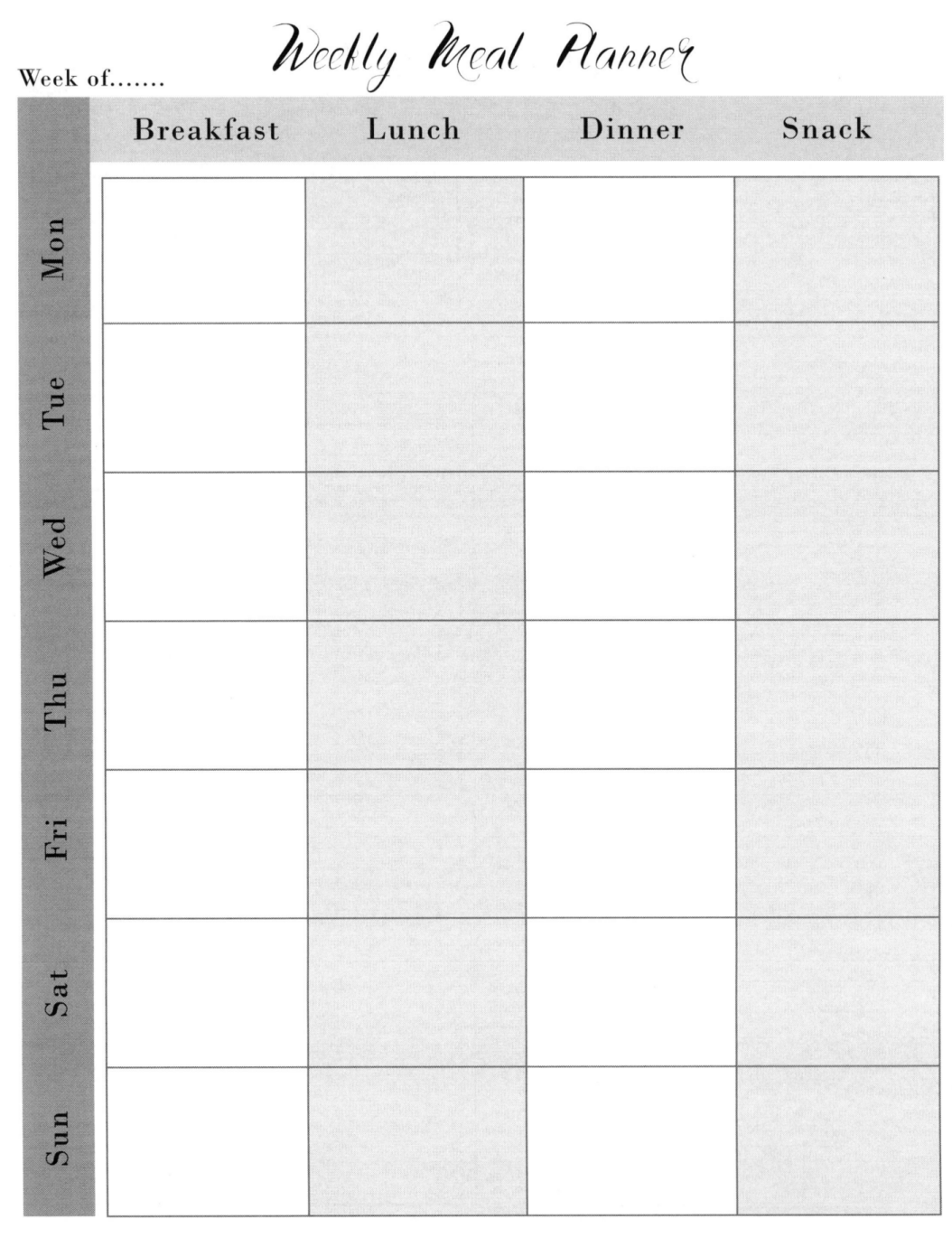

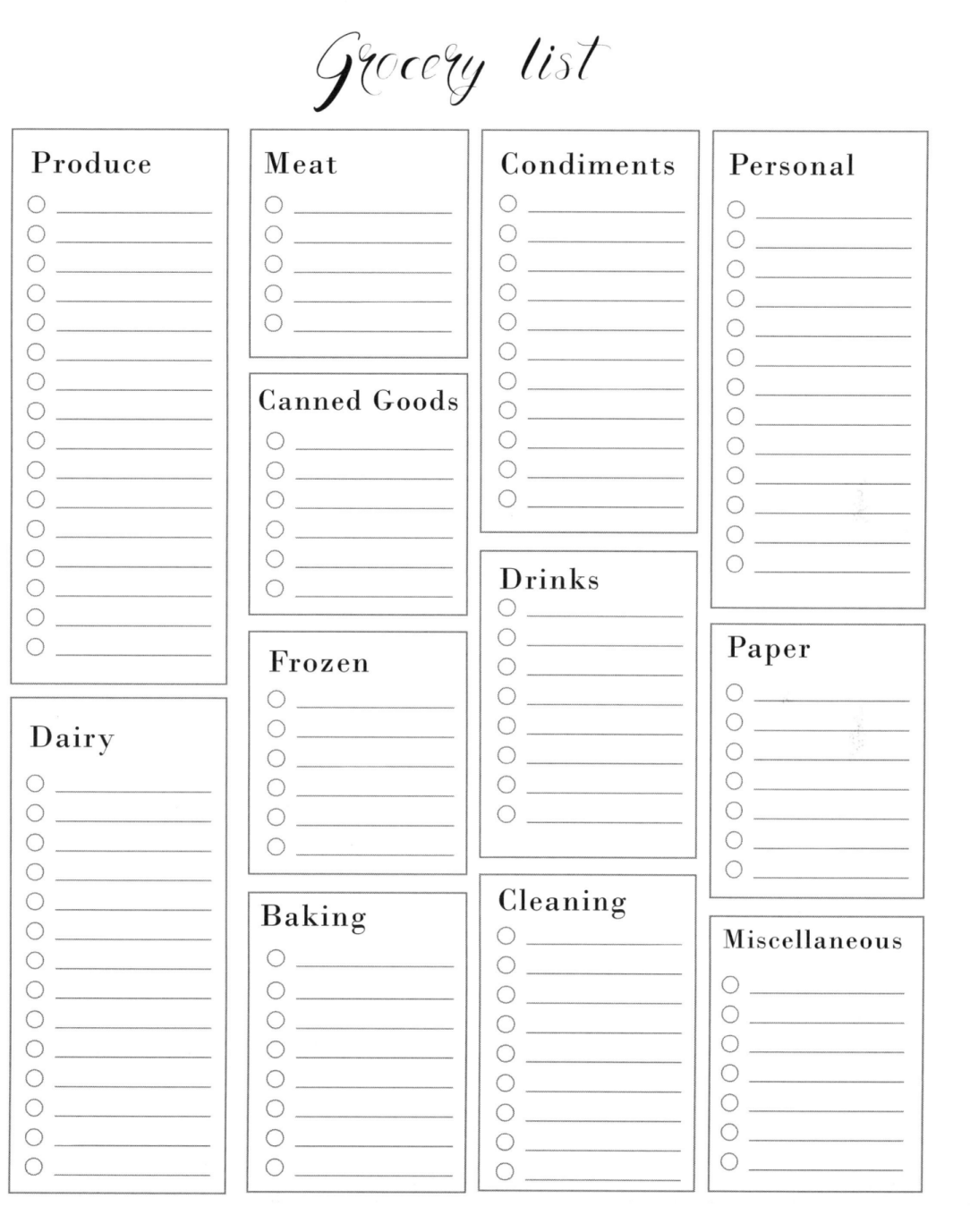

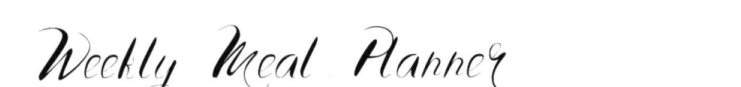

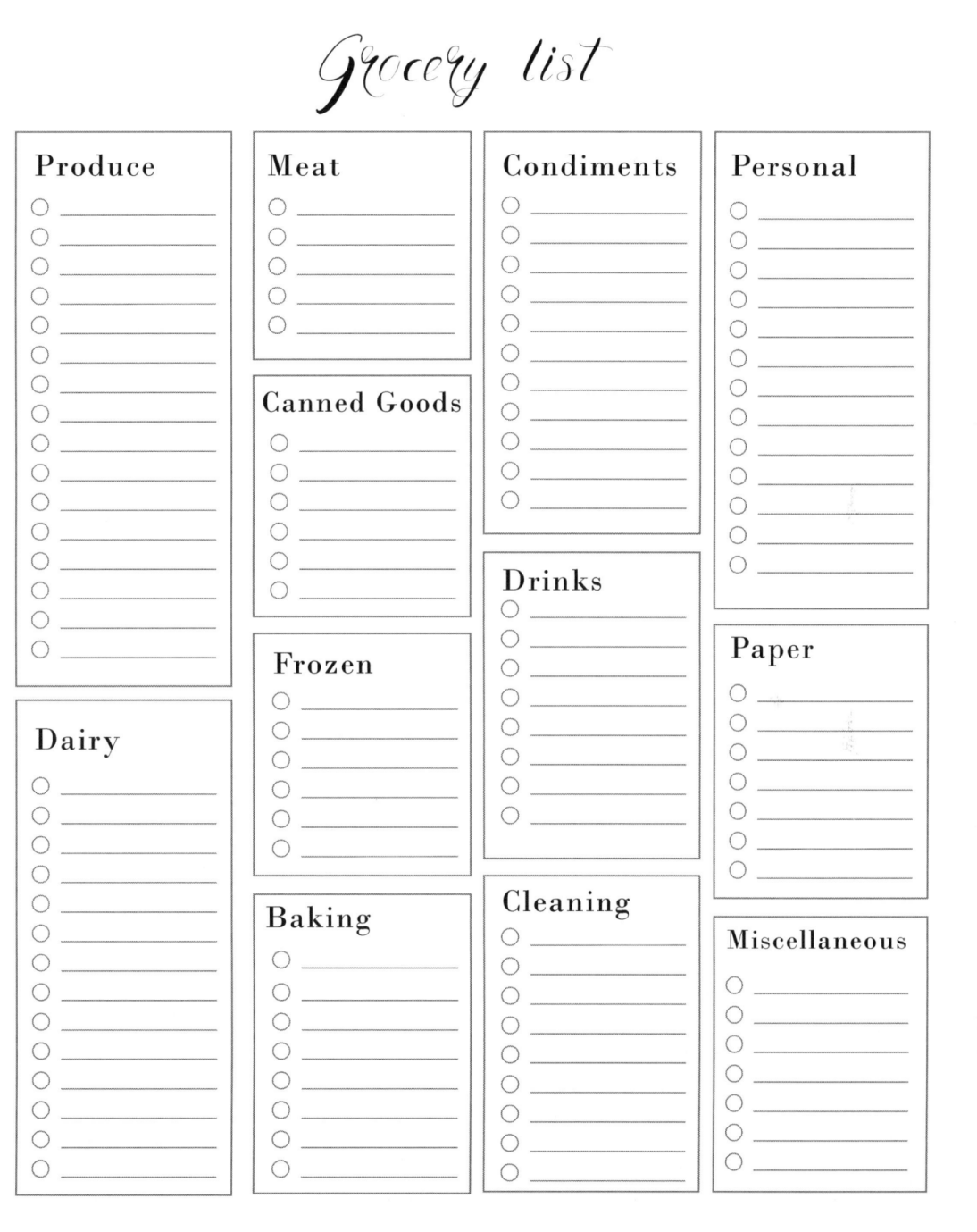

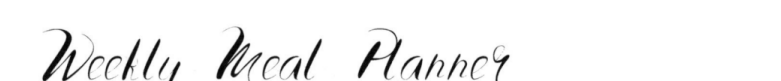

Week of.......

	Breakfast	Lunch	Dinner	Snack
Mon				
Tue				
Wed				
Thu				
Fri				
Sat				
Sun				

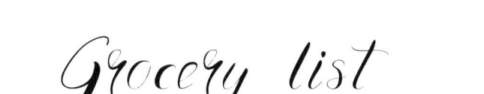

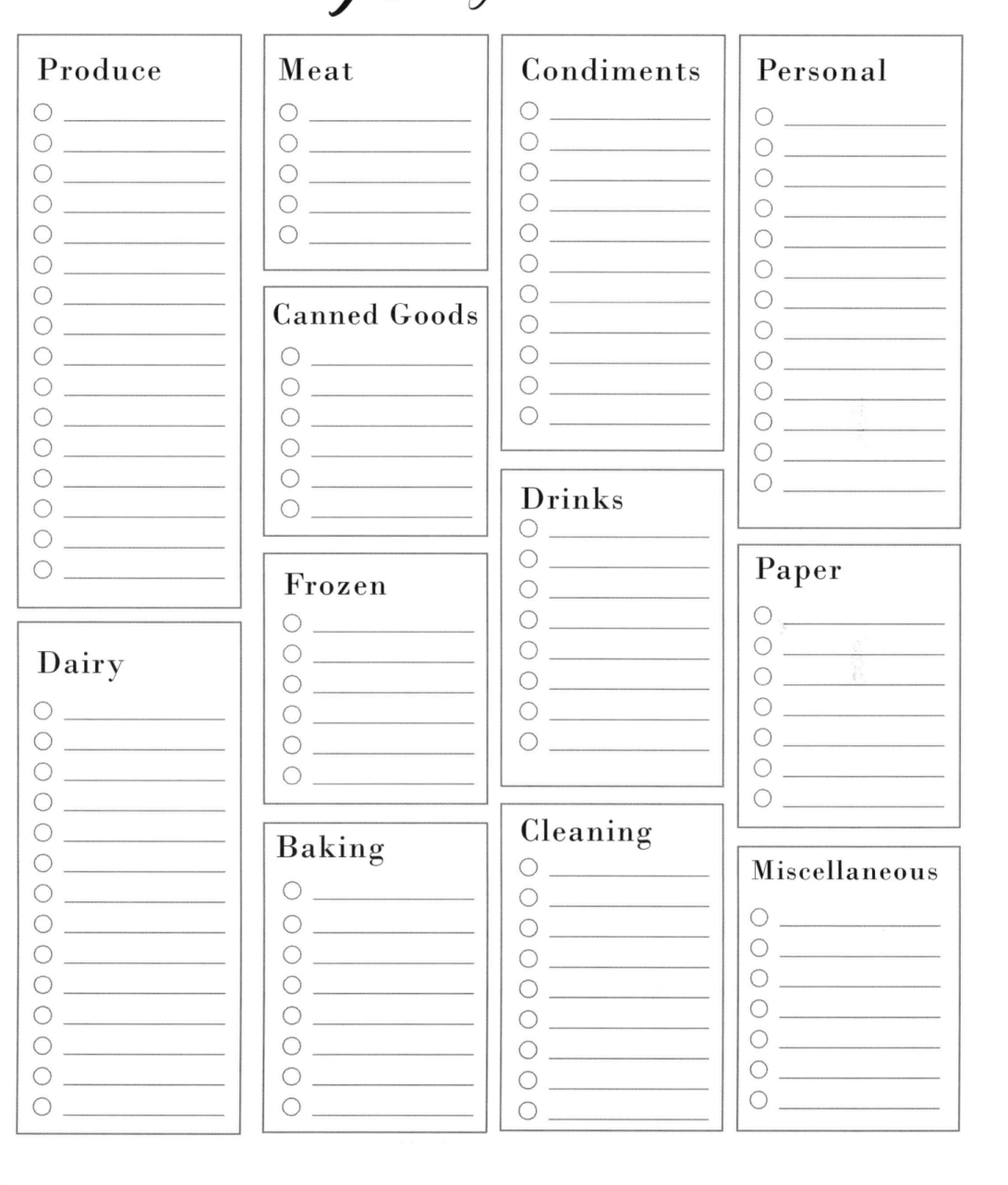

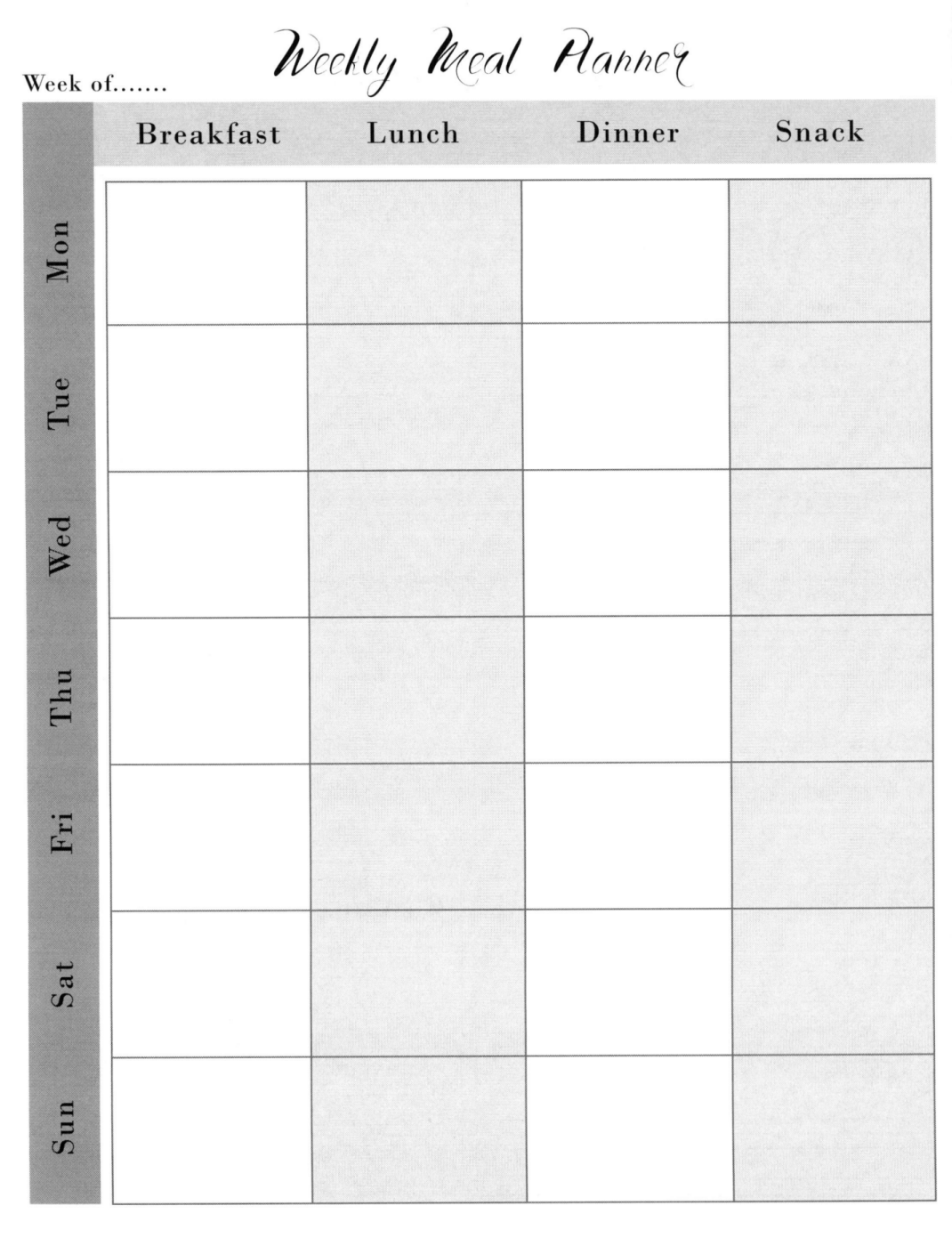

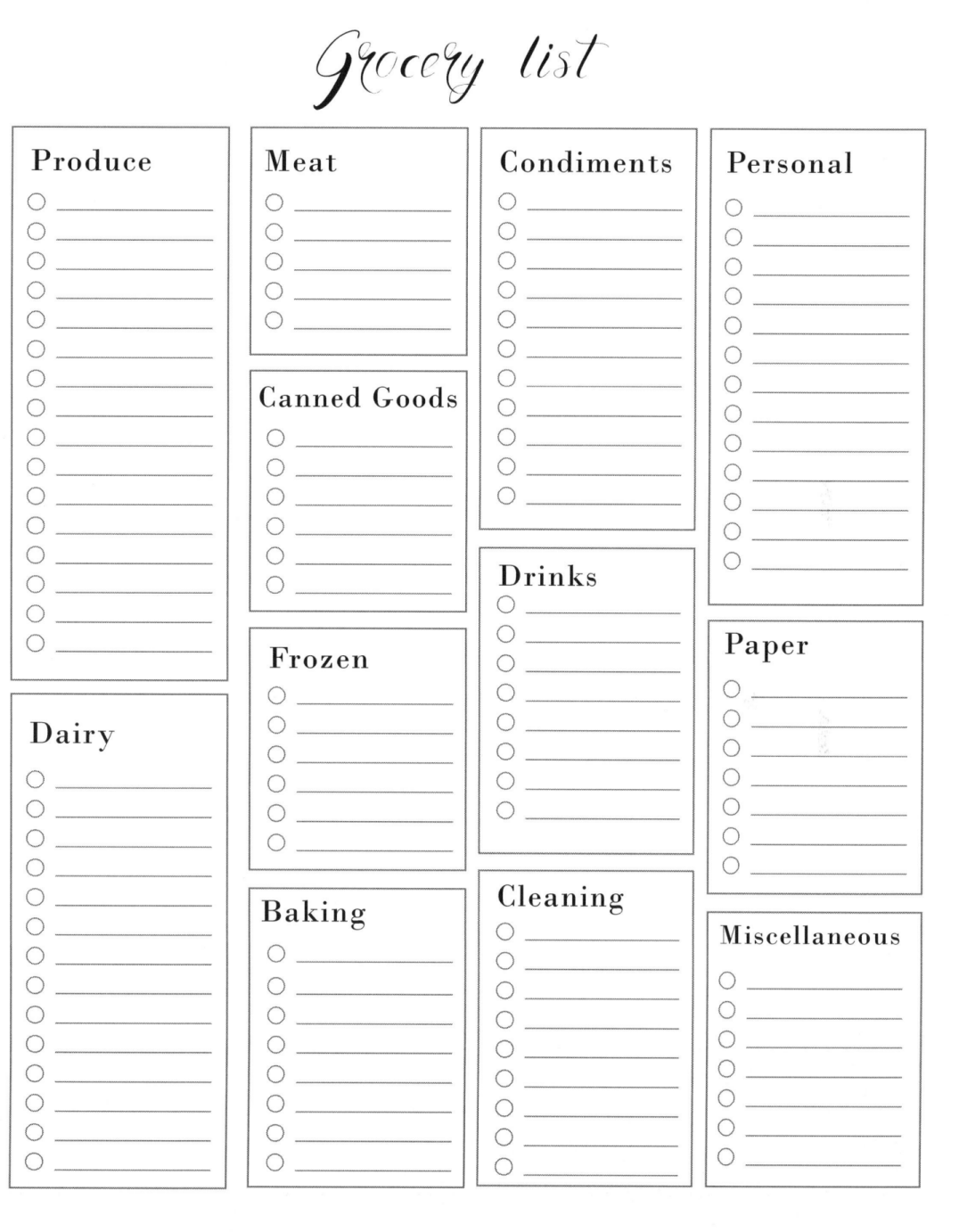

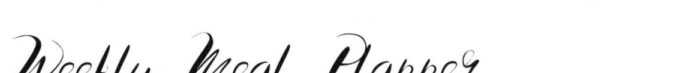

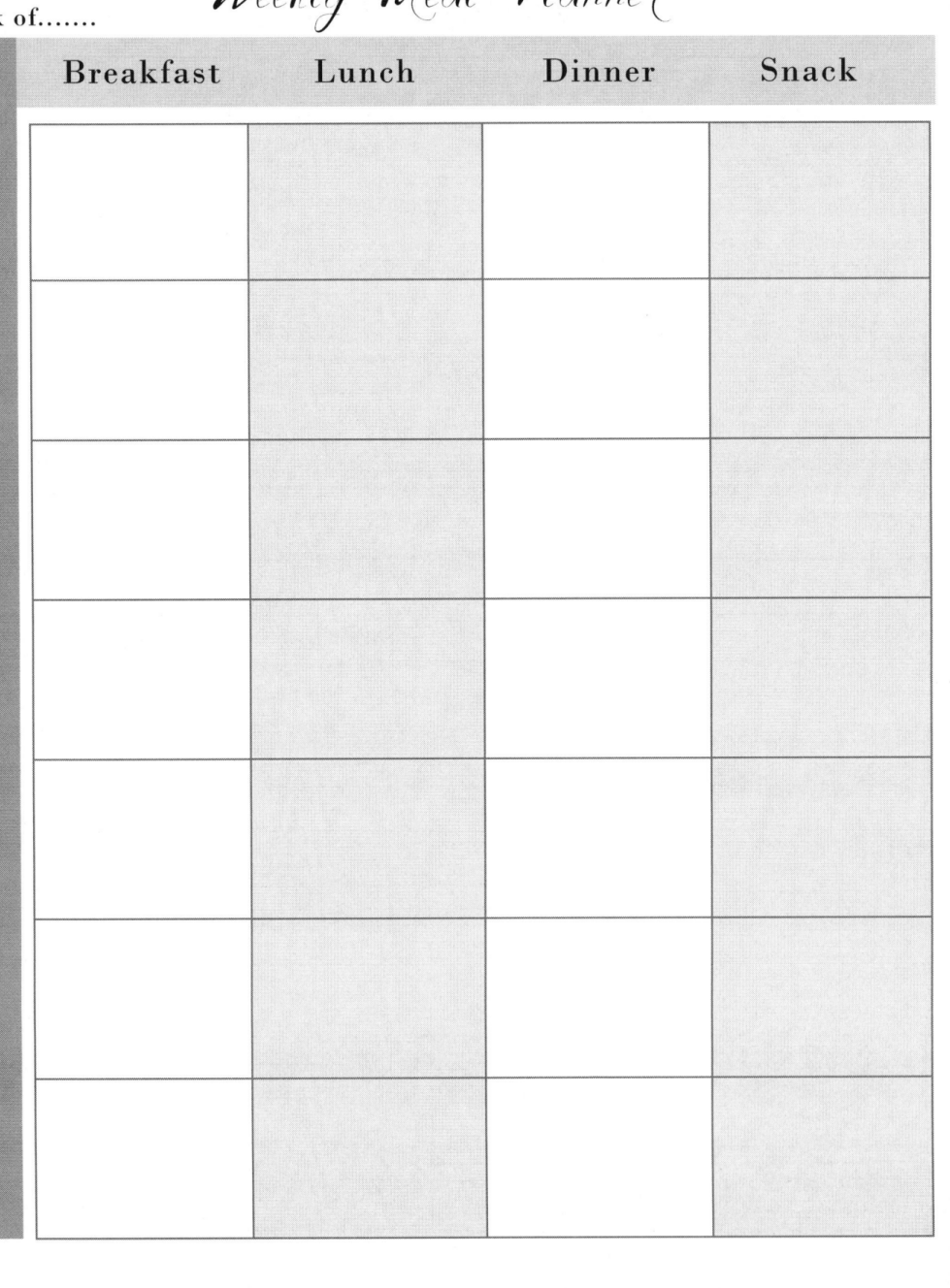

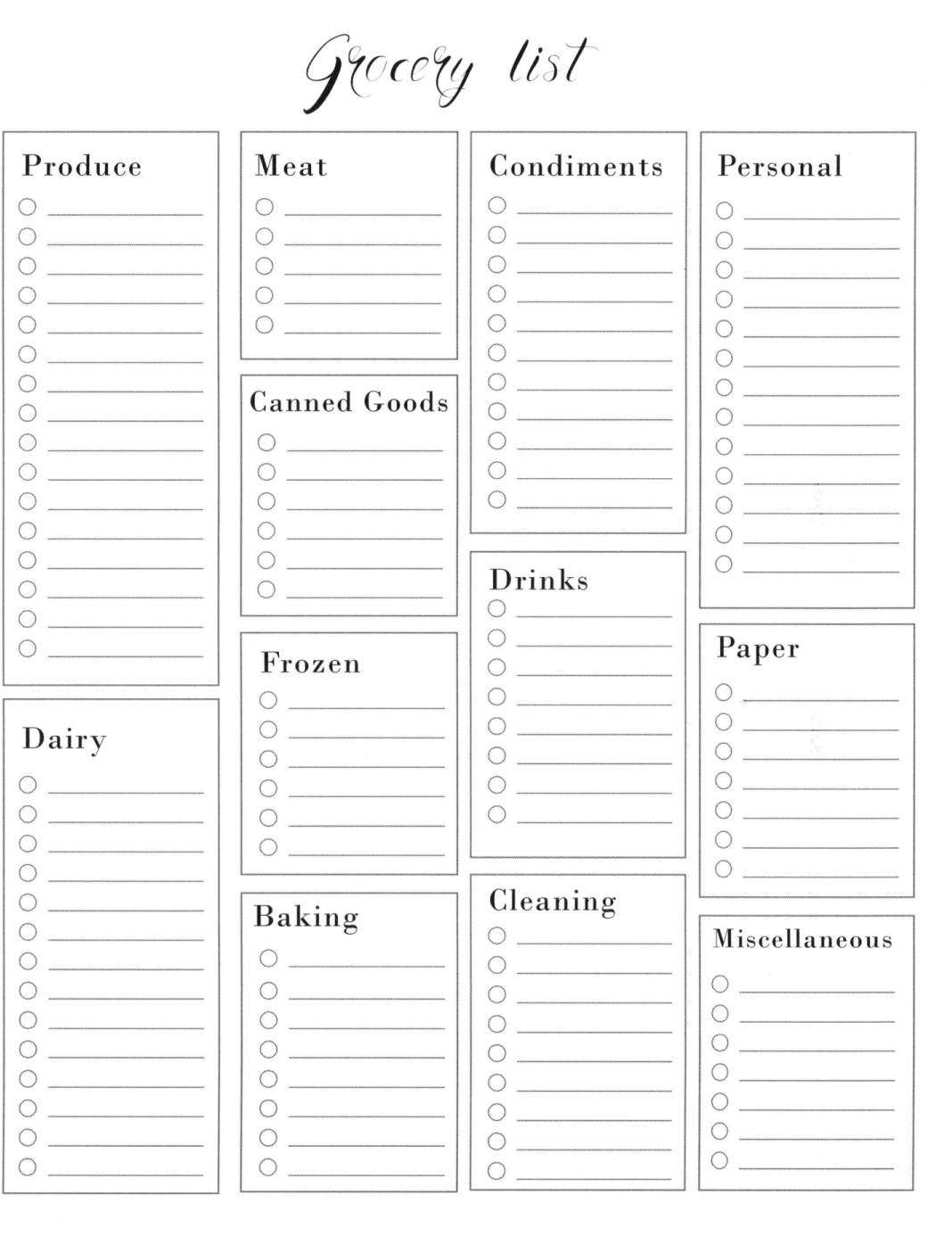

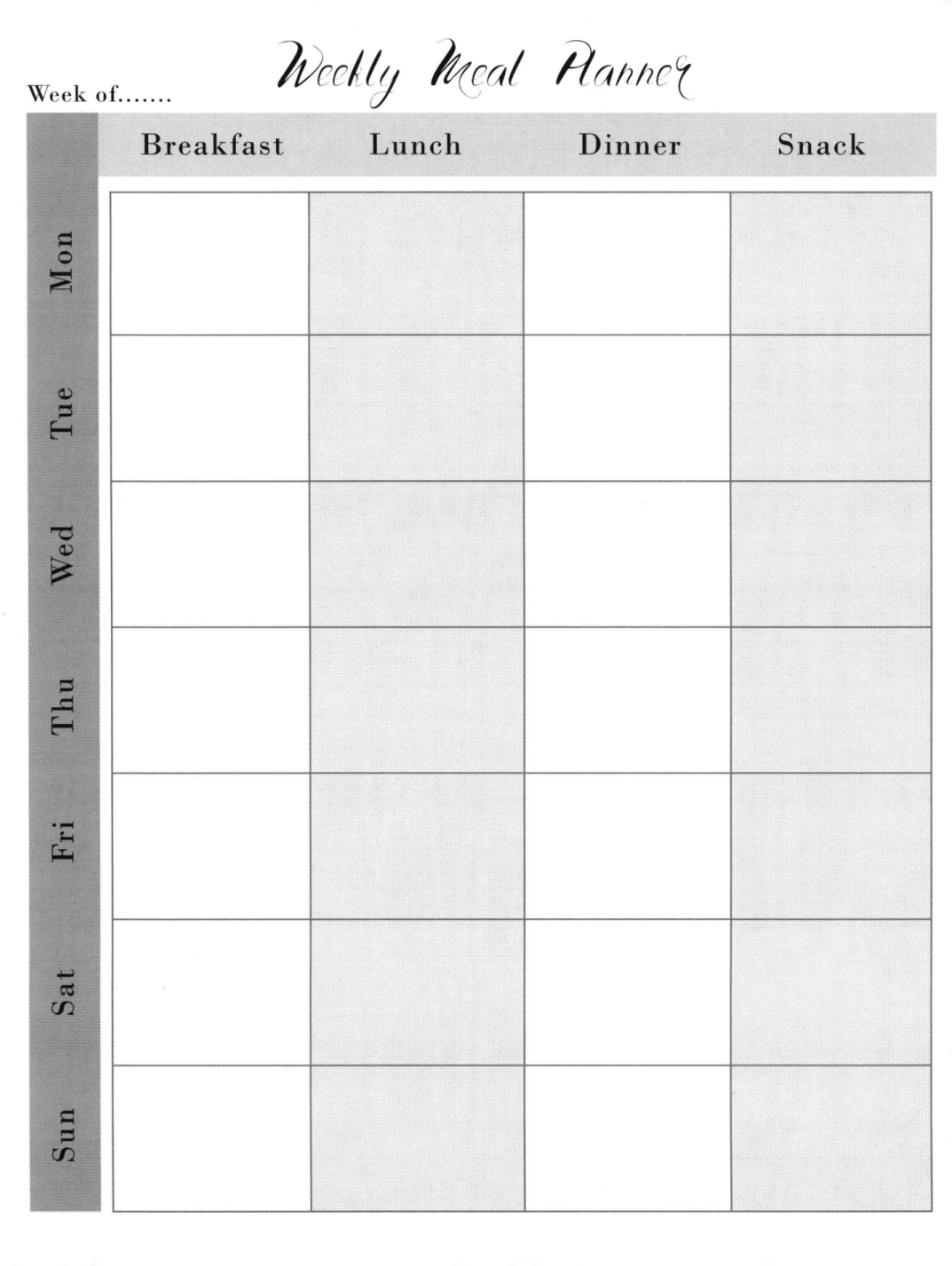

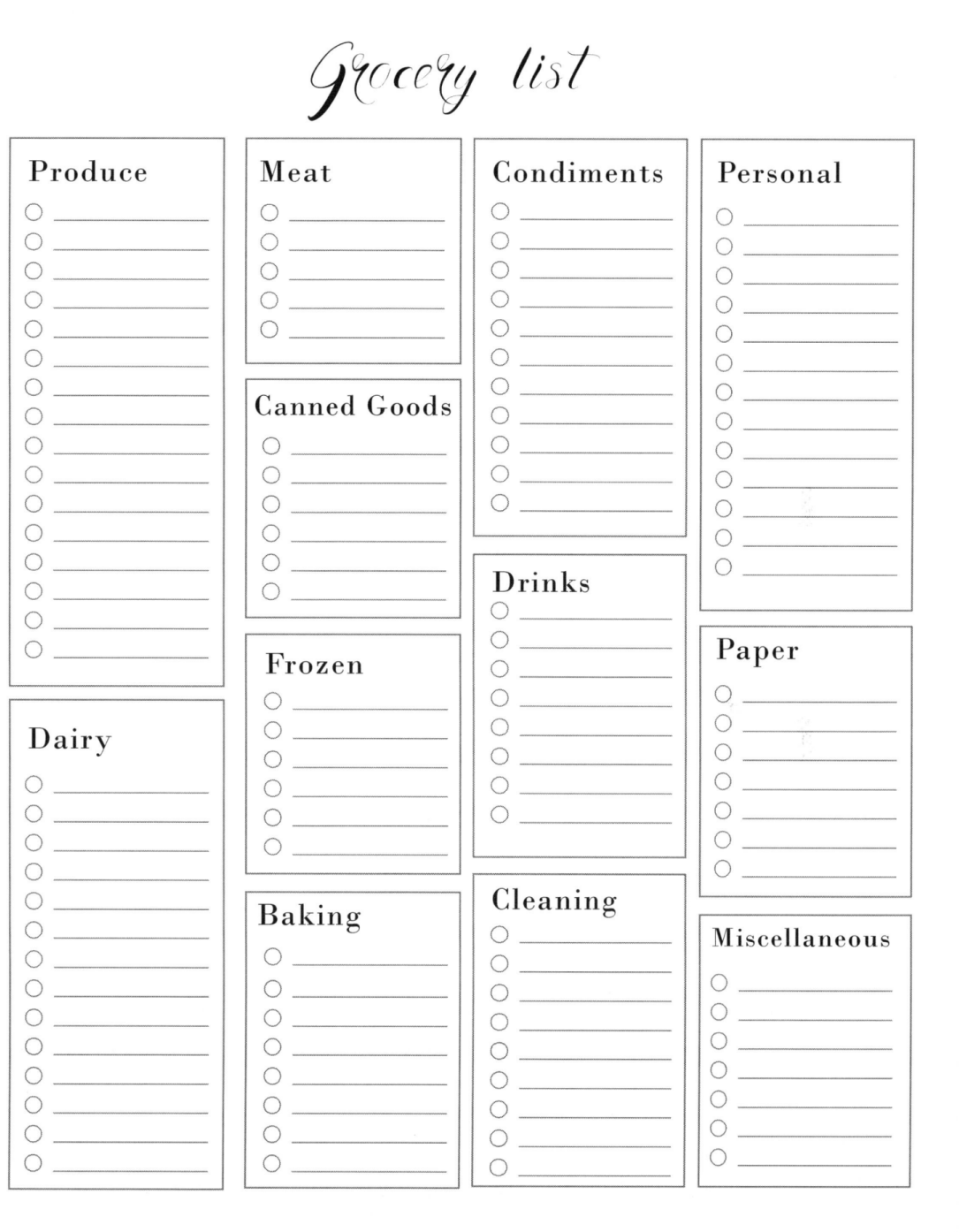

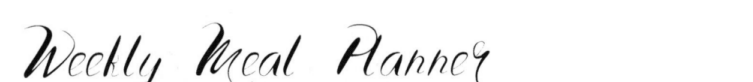

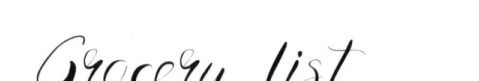

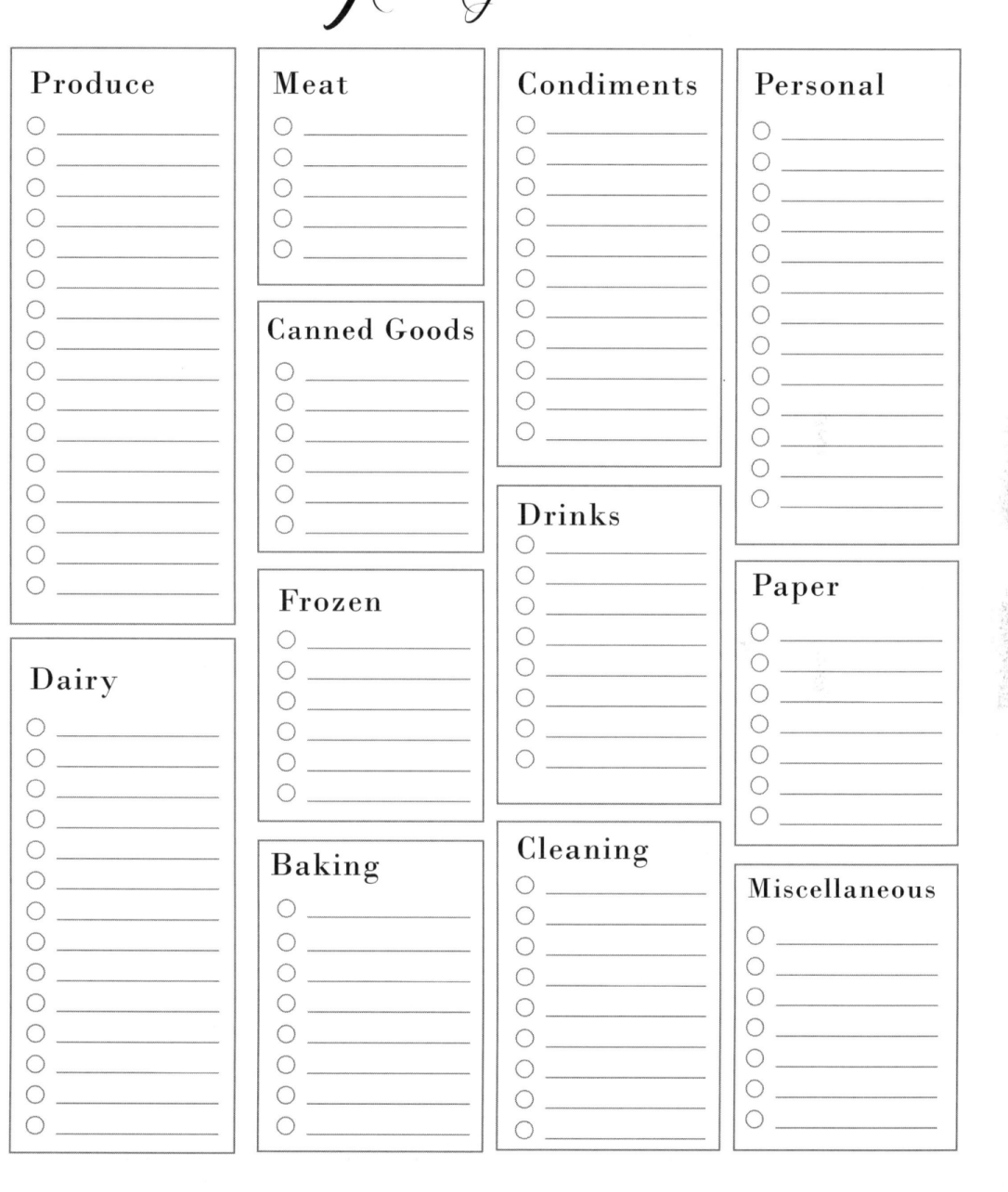

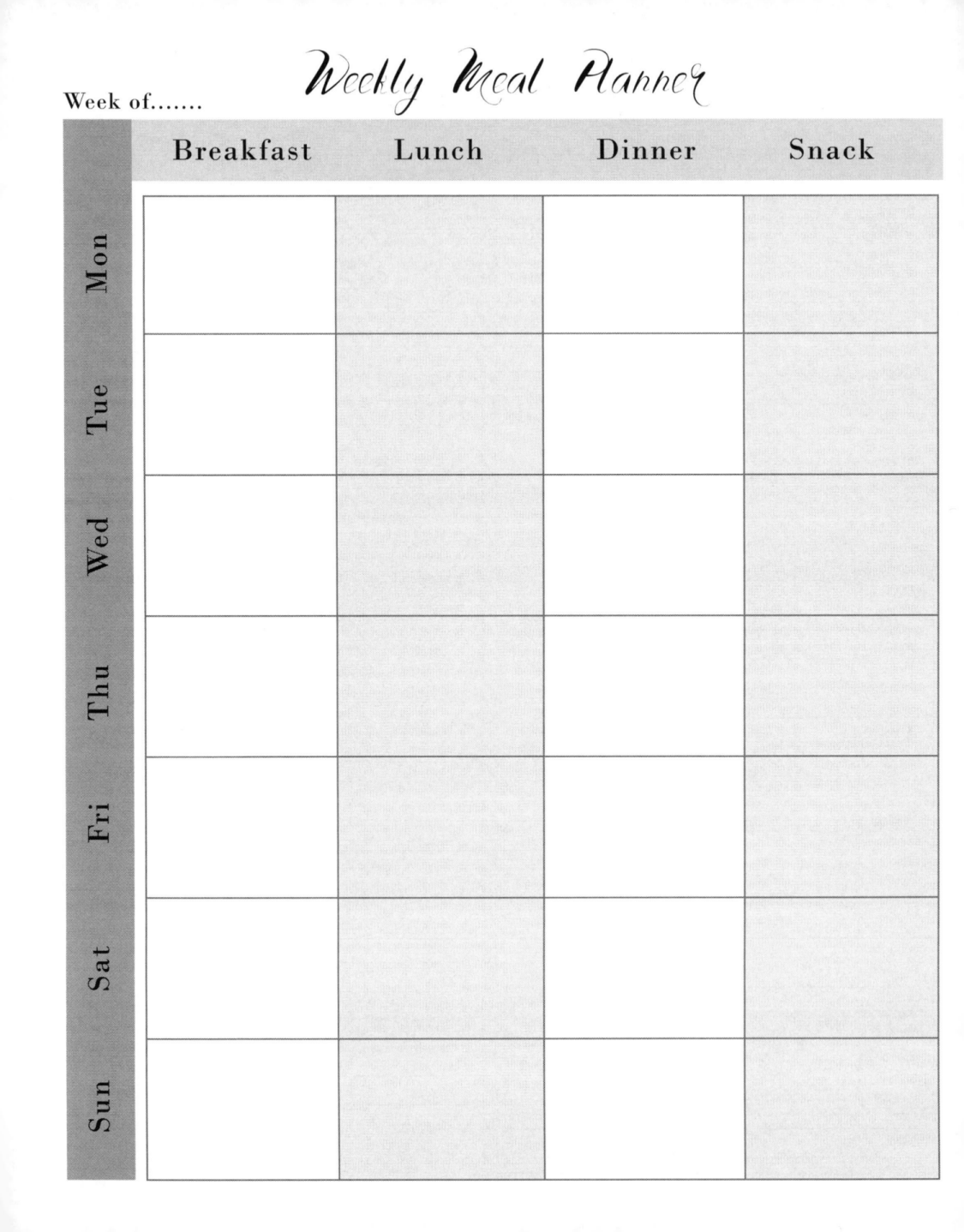

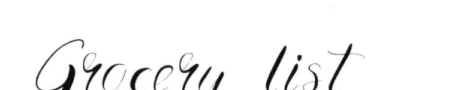

Produce	Meat	Condiments	Personal
○ _____	○ _____	○ _____	○ _____
○ _____	○ _____	○ _____	○ _____
○ _____	○ _____	○ _____	○ _____
○ _____	○ _____	○ _____	○ _____
○ _____	○ _____	○ _____	○ _____
○ _____		○ _____	○ _____
○ _____	**Canned Goods**	○ _____	○ _____
○ _____	○ _____	○ _____	○ _____
○ _____	○ _____	○ _____	○ _____
○ _____	○ _____	○ _____	○ _____
○ _____	○ _____		○ _____
○ _____	○ _____	**Drinks**	○ _____
○ _____	○ _____	○ _____	
○ _____		○ _____	**Paper**
	Frozen	○ _____	○ _____
Dairy	○ _____	○ _____	○ _____
○ _____	○ _____	○ _____	○ _____
○ _____	○ _____	○ _____	○ _____
○ _____	○ _____	○ _____	○ _____
○ _____	○ _____		○ _____
○ _____		**Cleaning**	
○ _____	**Baking**	○ _____	**Miscellaneous**
○ _____	○ _____	○ _____	○ _____
○ _____	○ _____	○ _____	○ _____
○ _____	○ _____	○ _____	○ _____
○ _____	○ _____	○ _____	○ _____
○ _____	○ _____	○ _____	○ _____
○ _____	○ _____	○ _____	○ _____
○ _____	○ _____	○ _____	

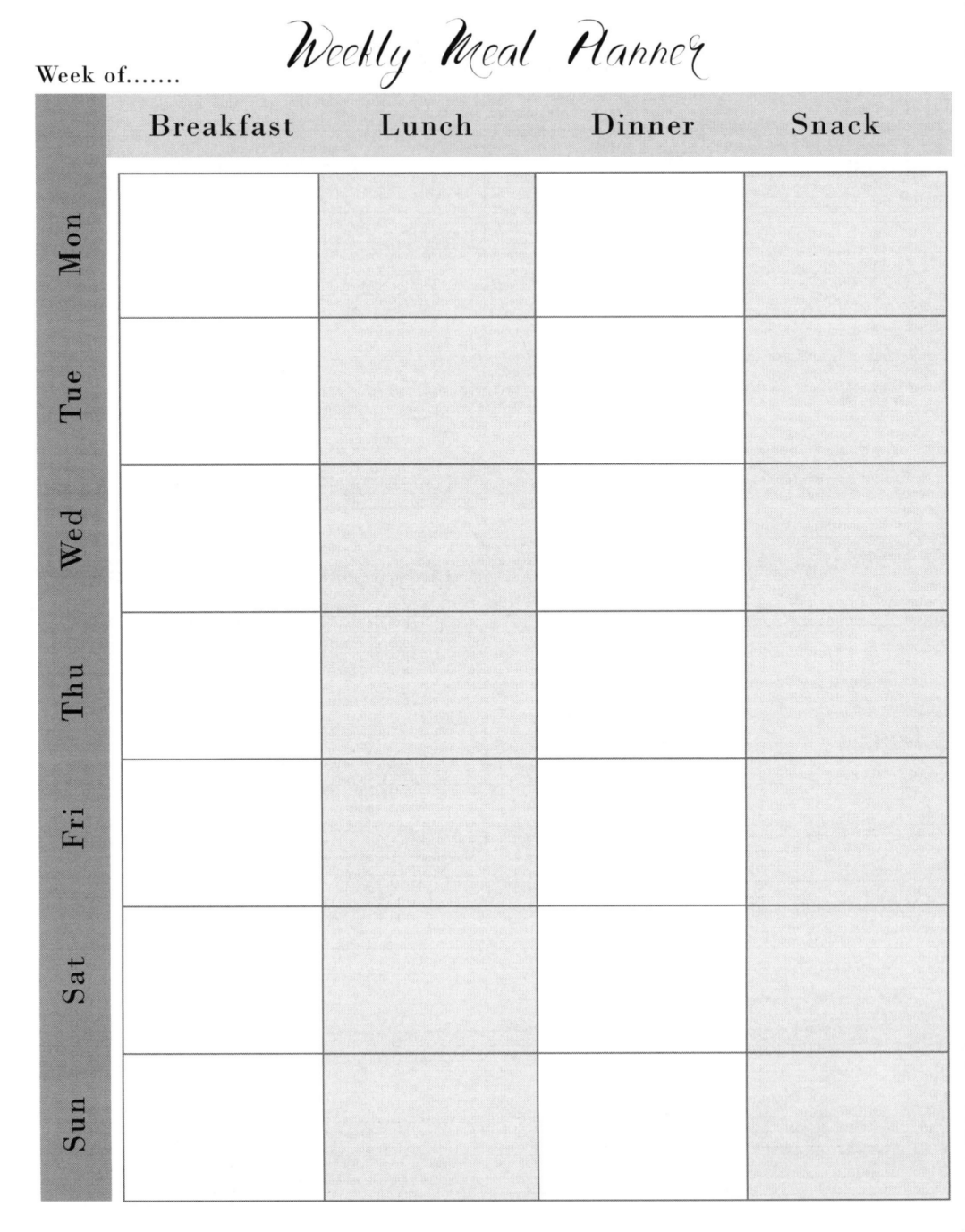

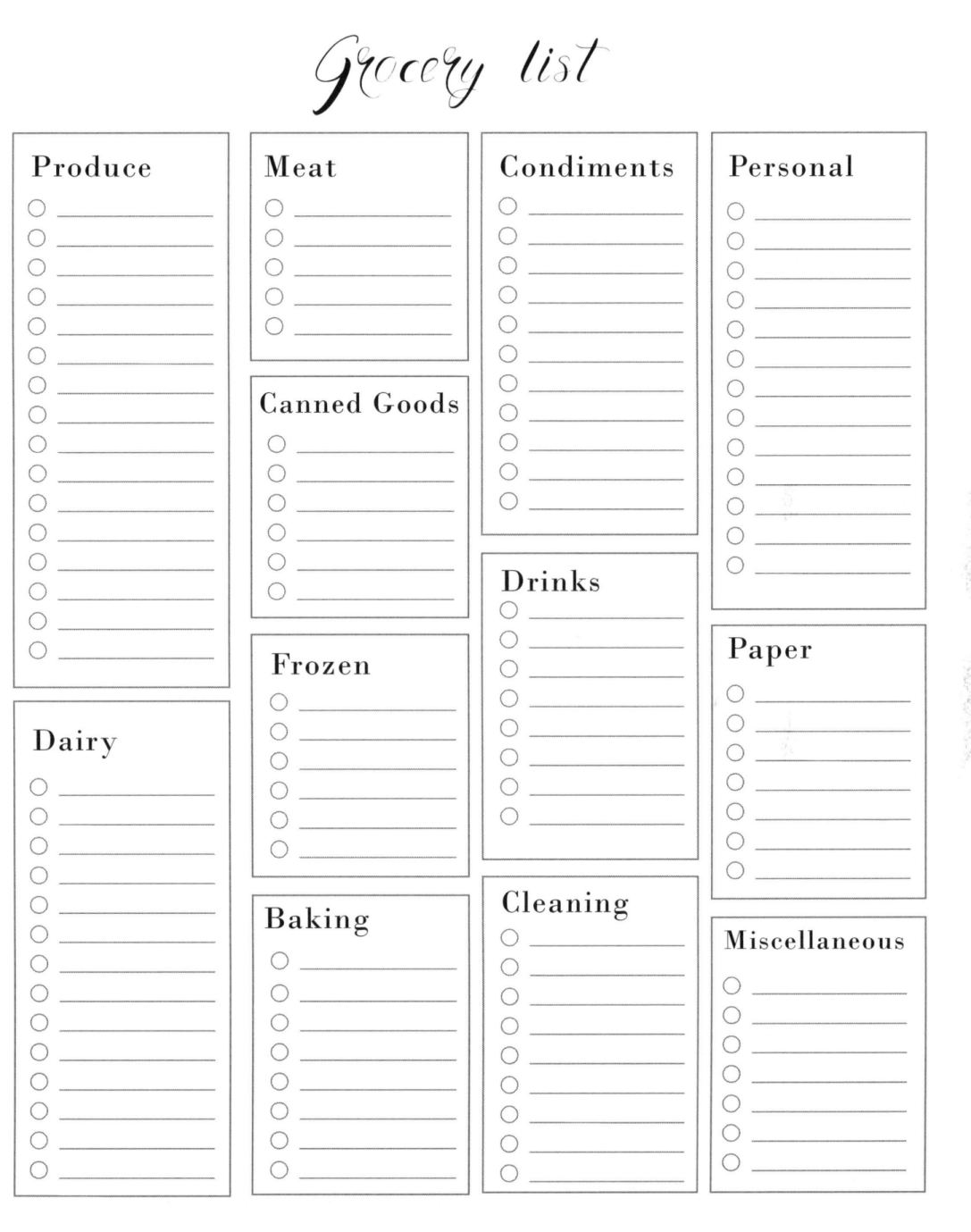

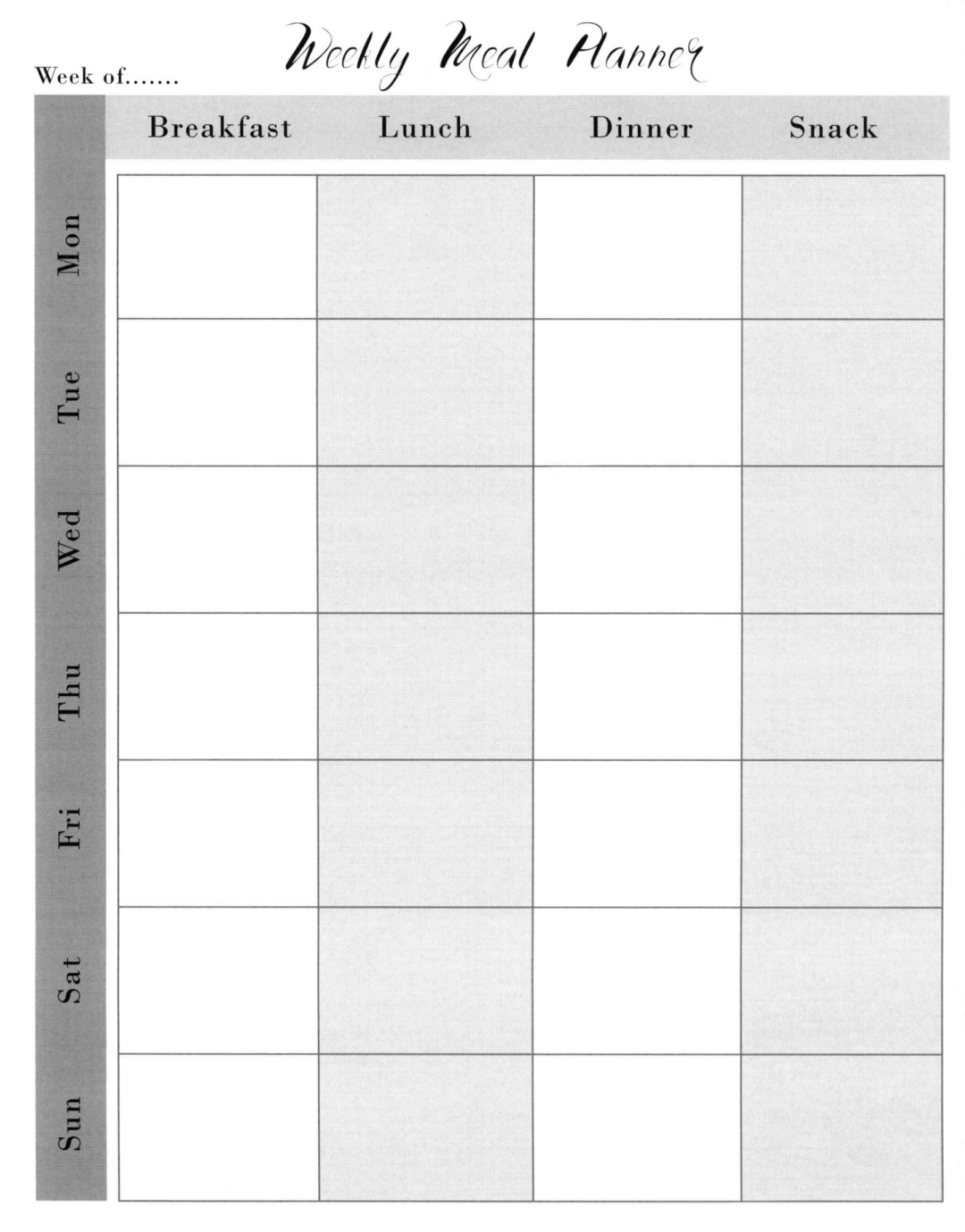

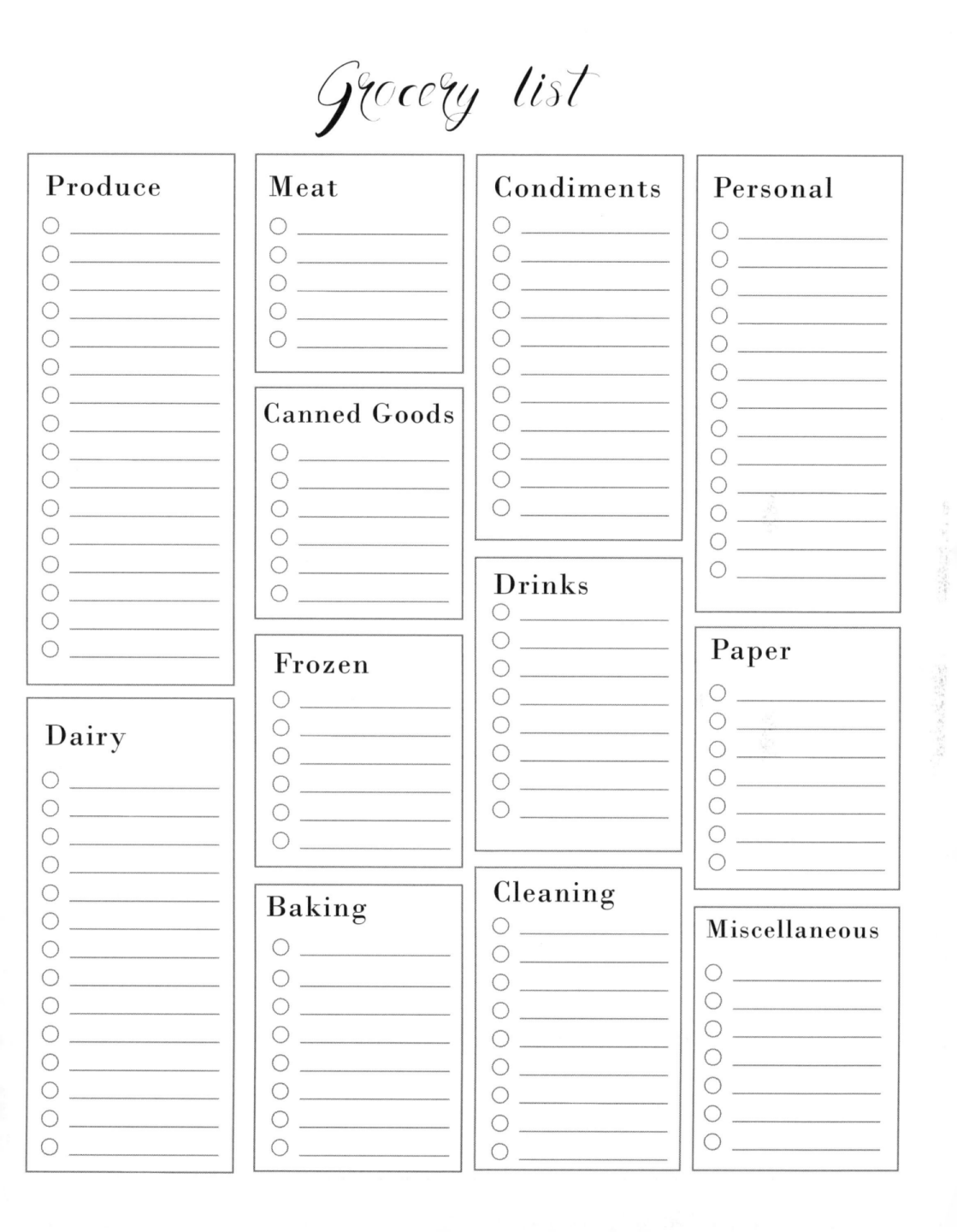

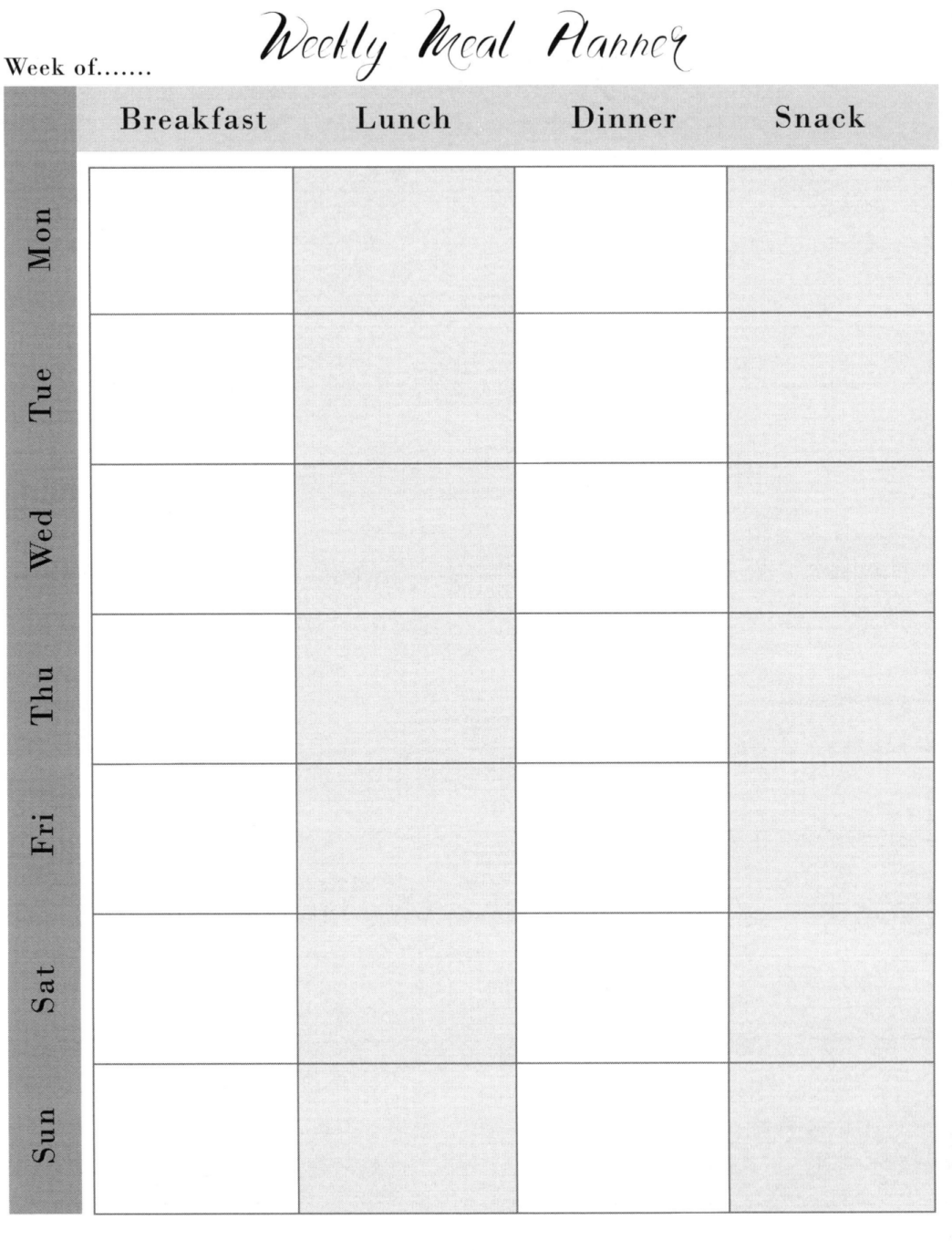

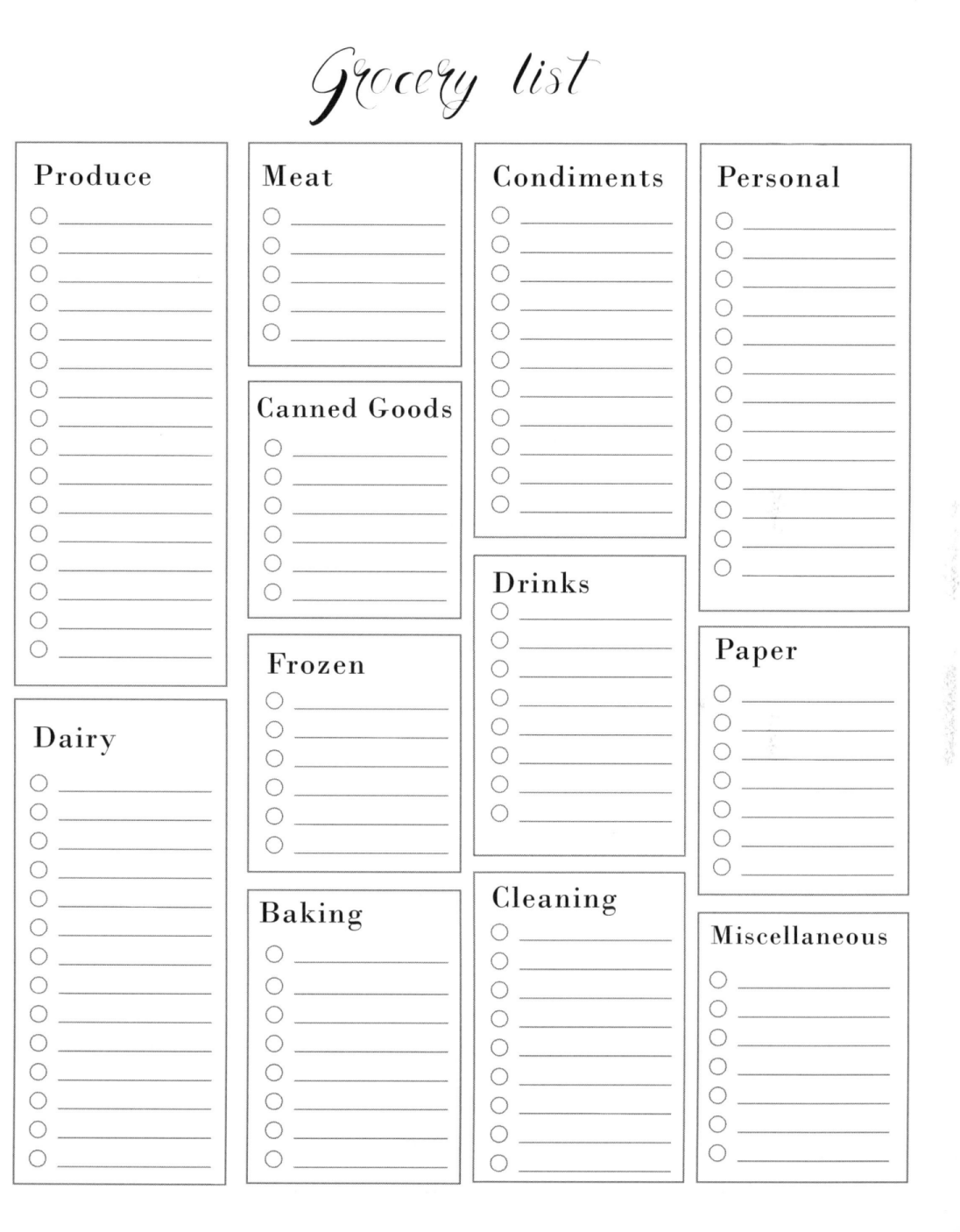

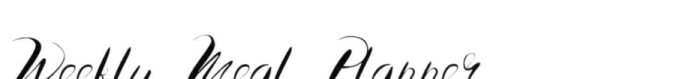

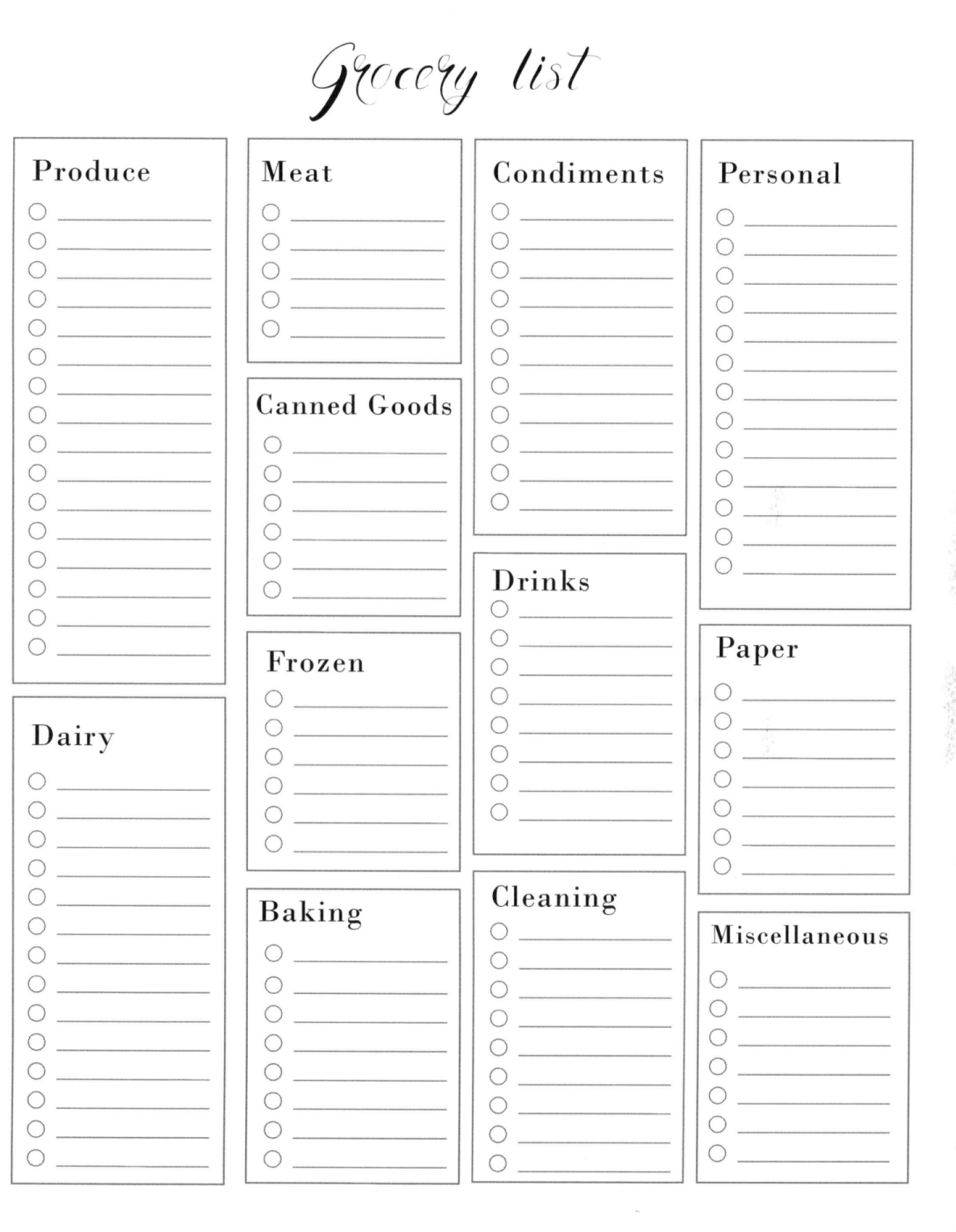

Weekly Meal Planner

Week of.......

	Breakfast	Lunch	Dinner	Snack
Mon				
Tue				
Wed				
Thu				
Fri				
Sat				
Sun				

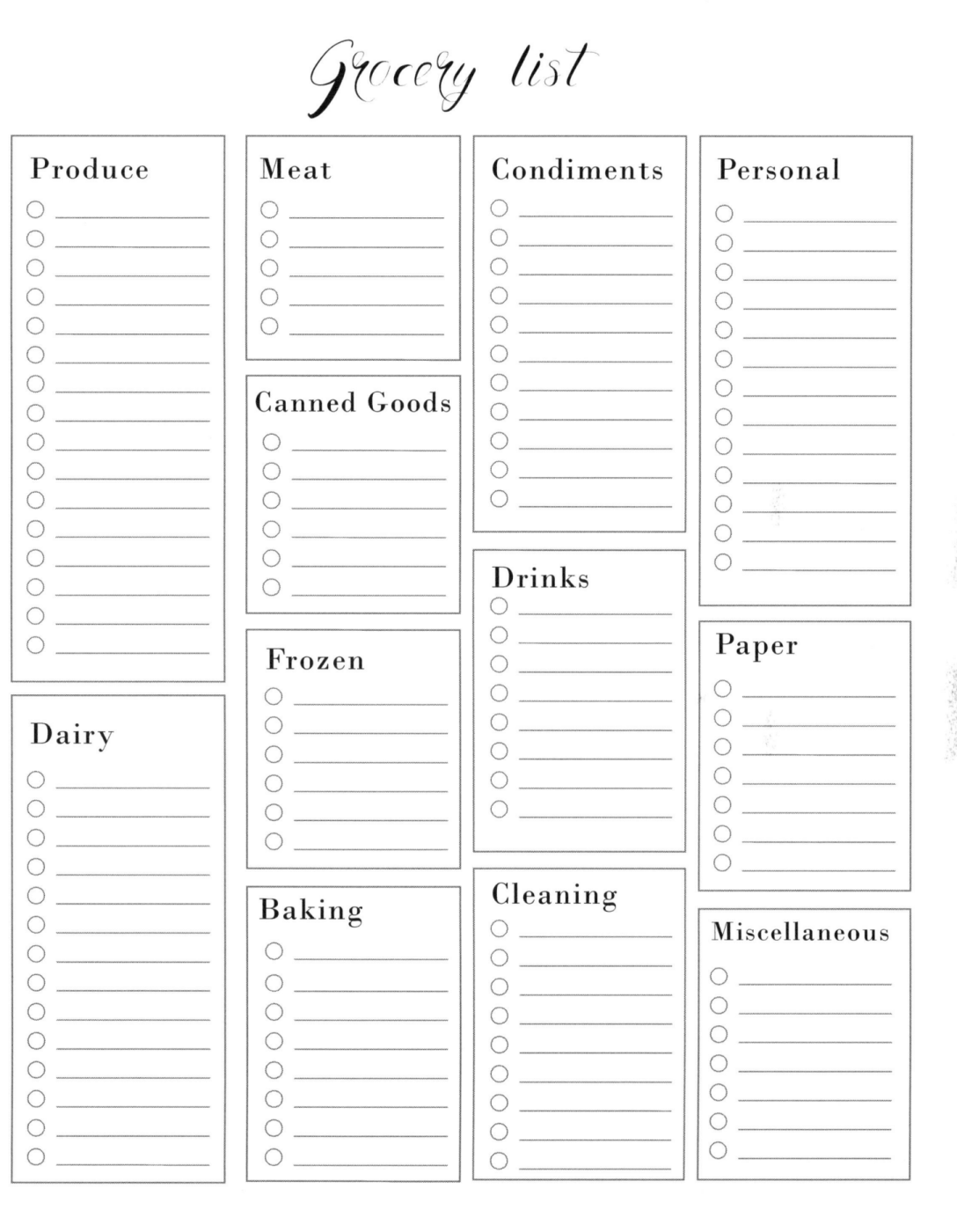

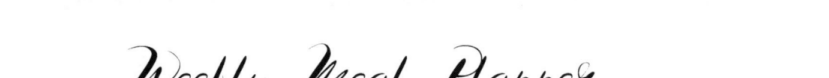

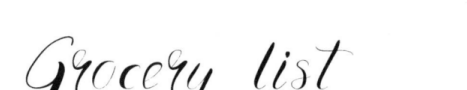

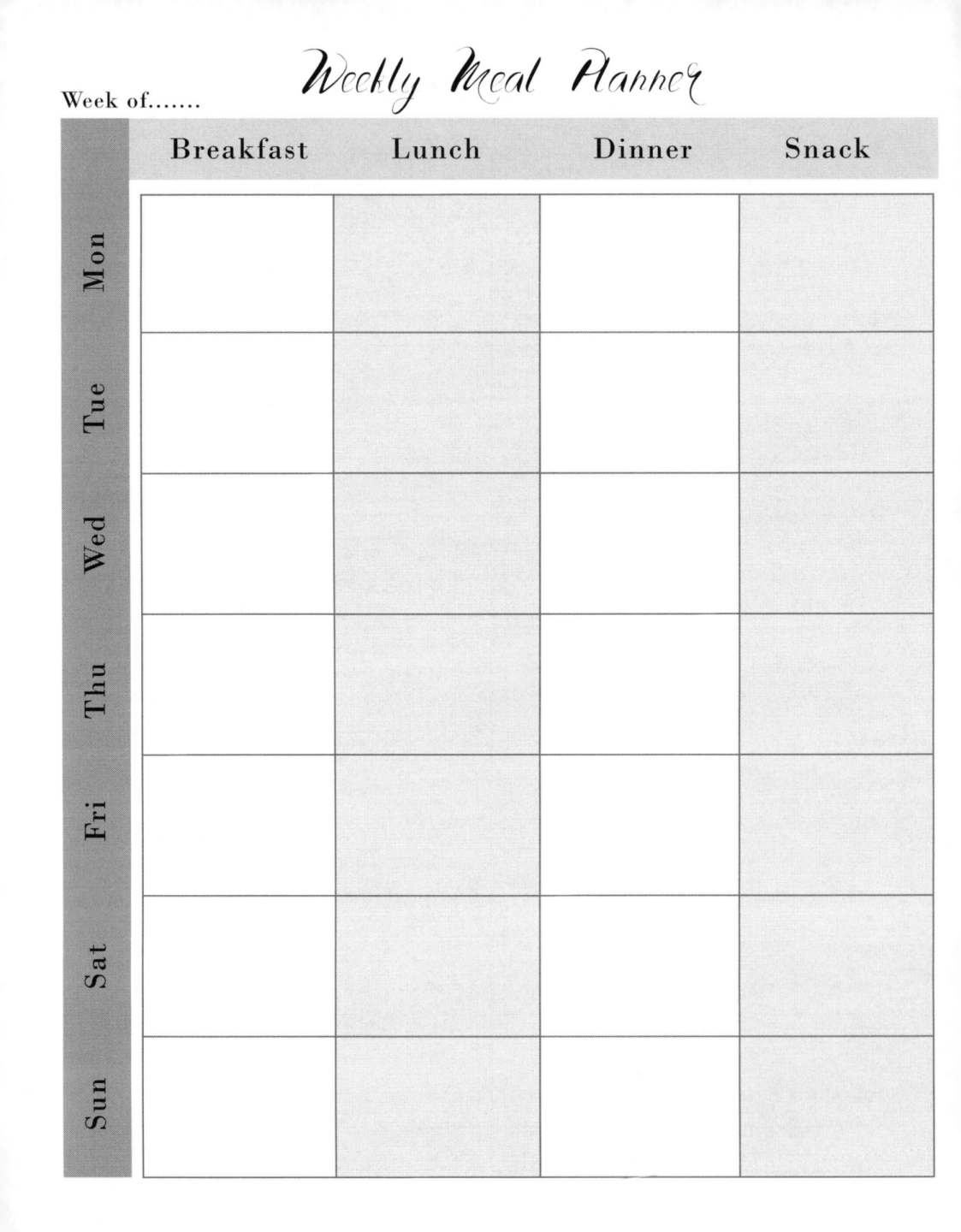

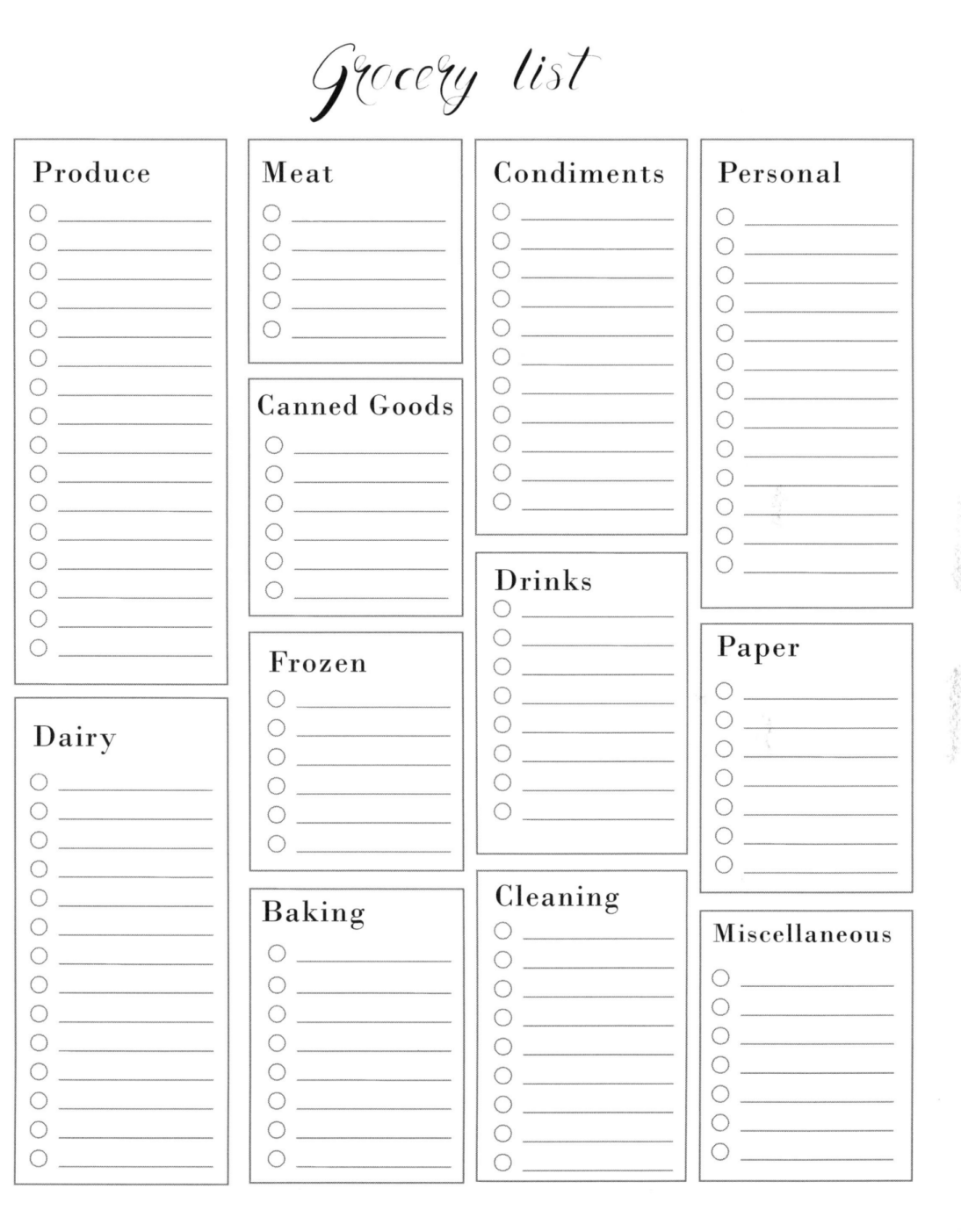

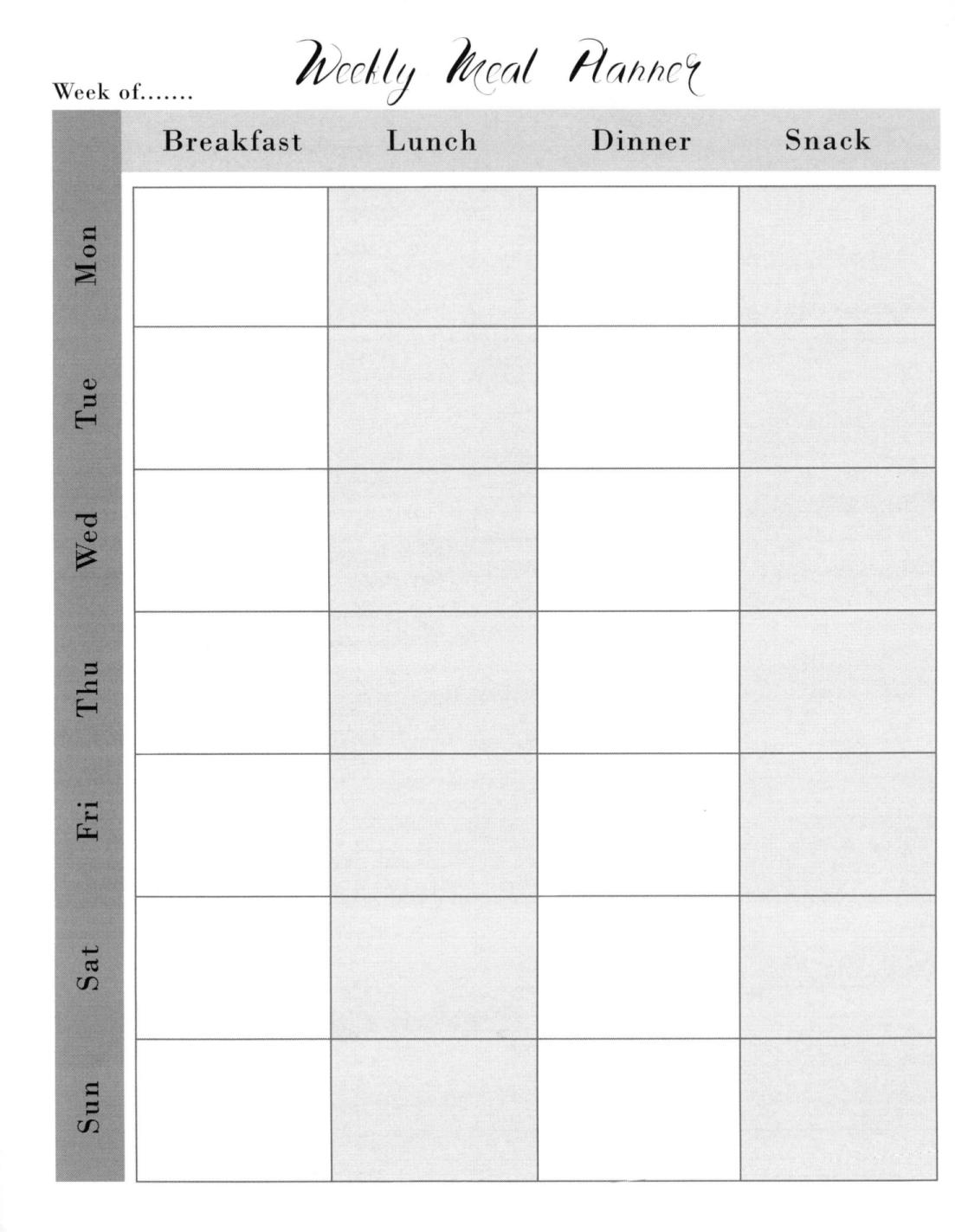

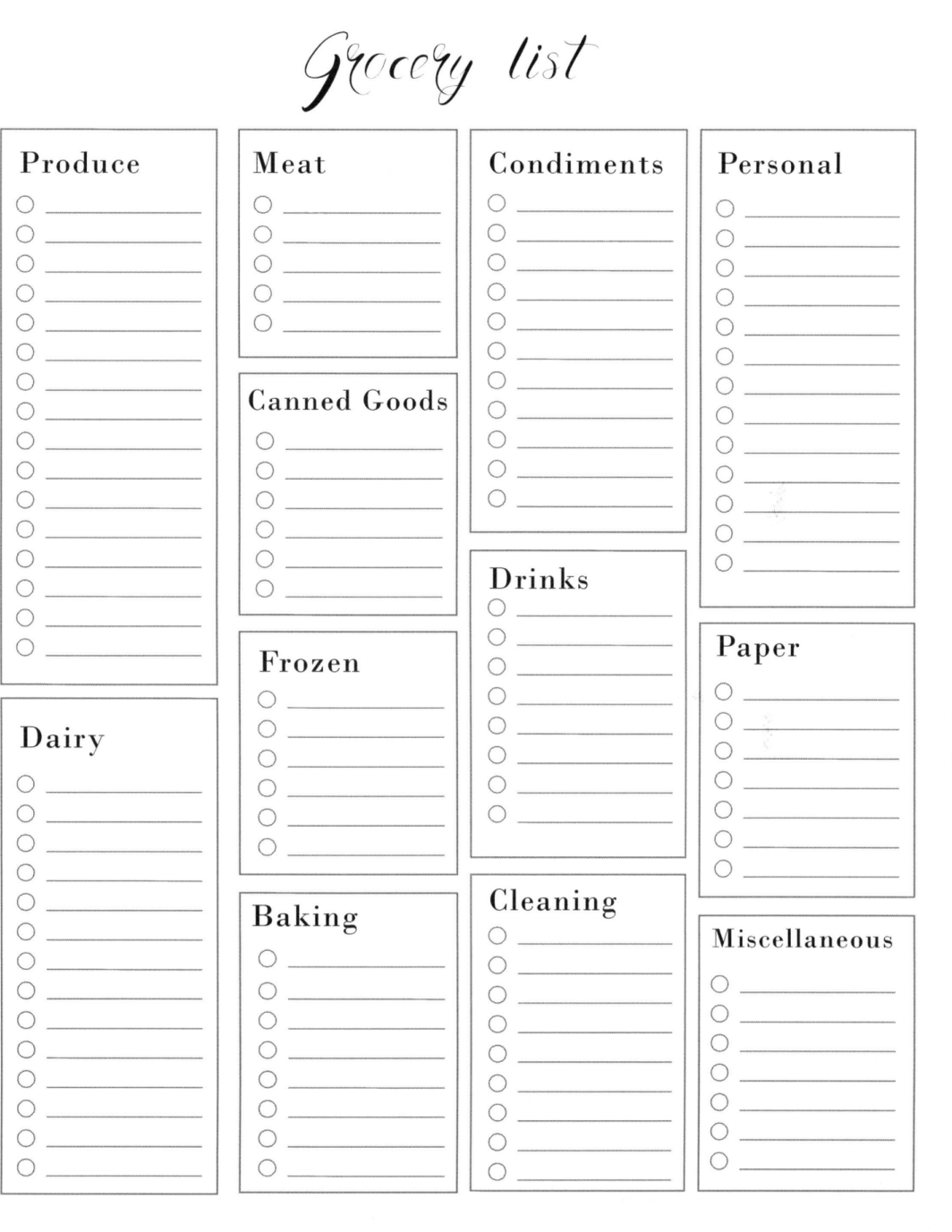

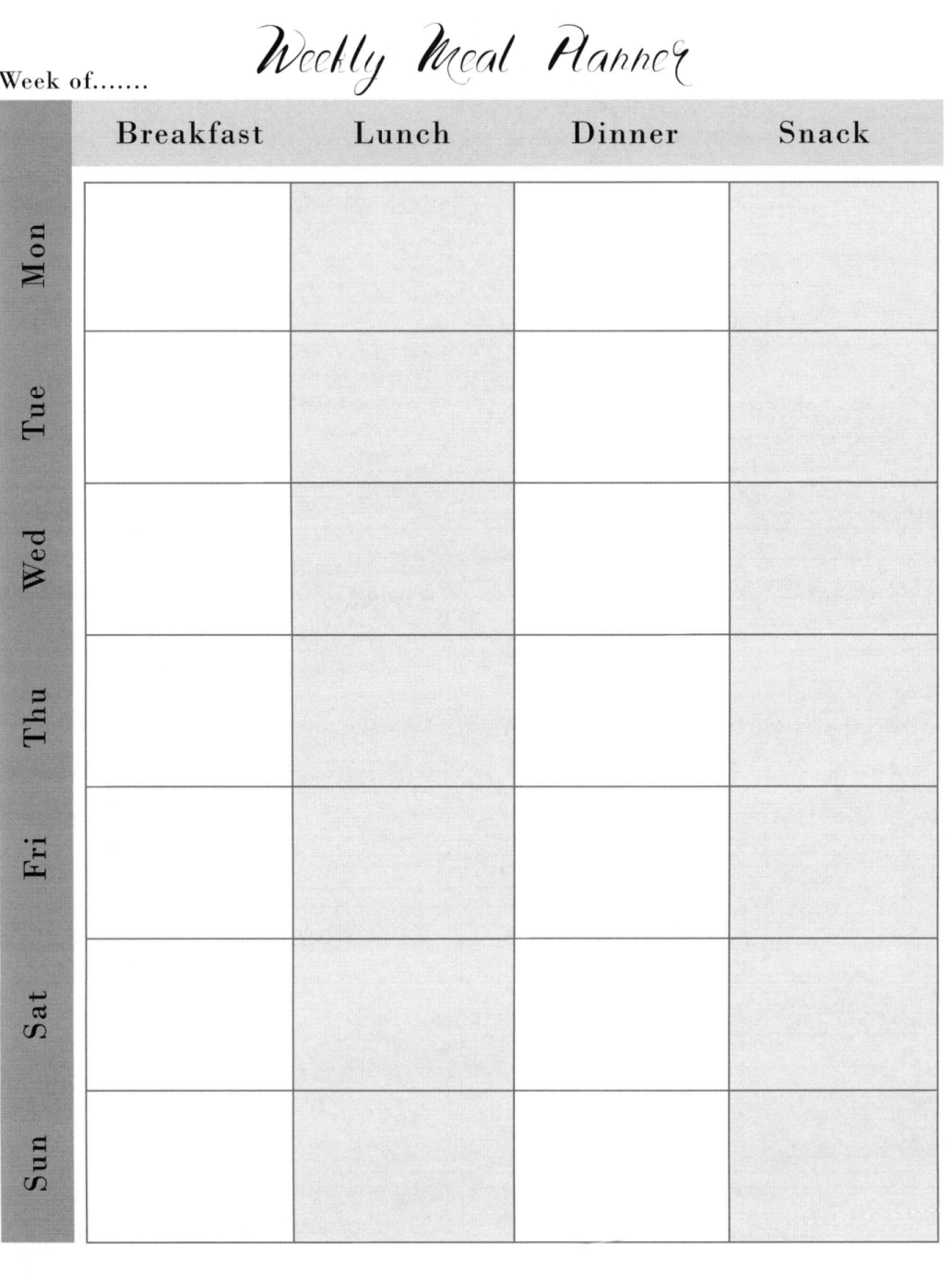

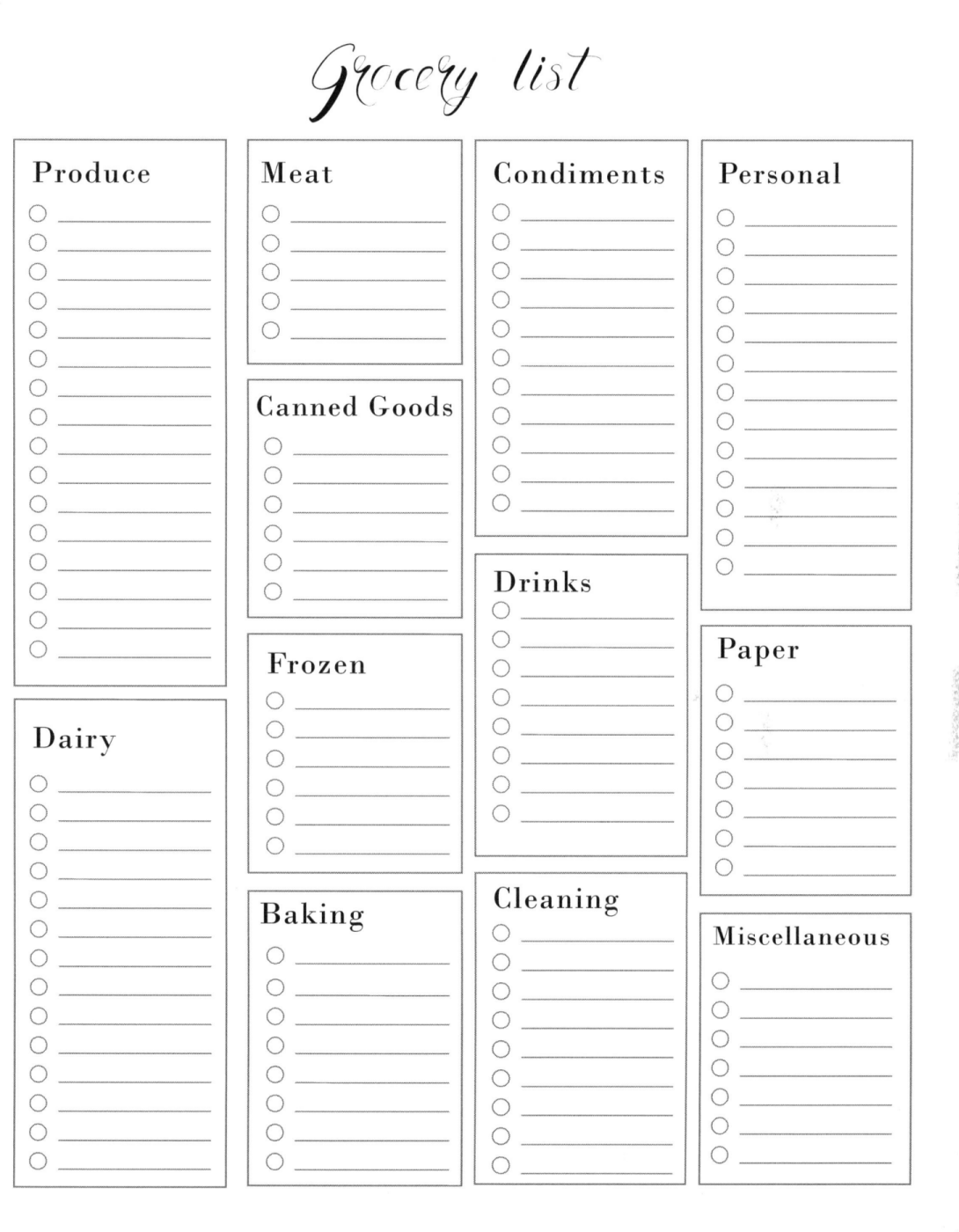

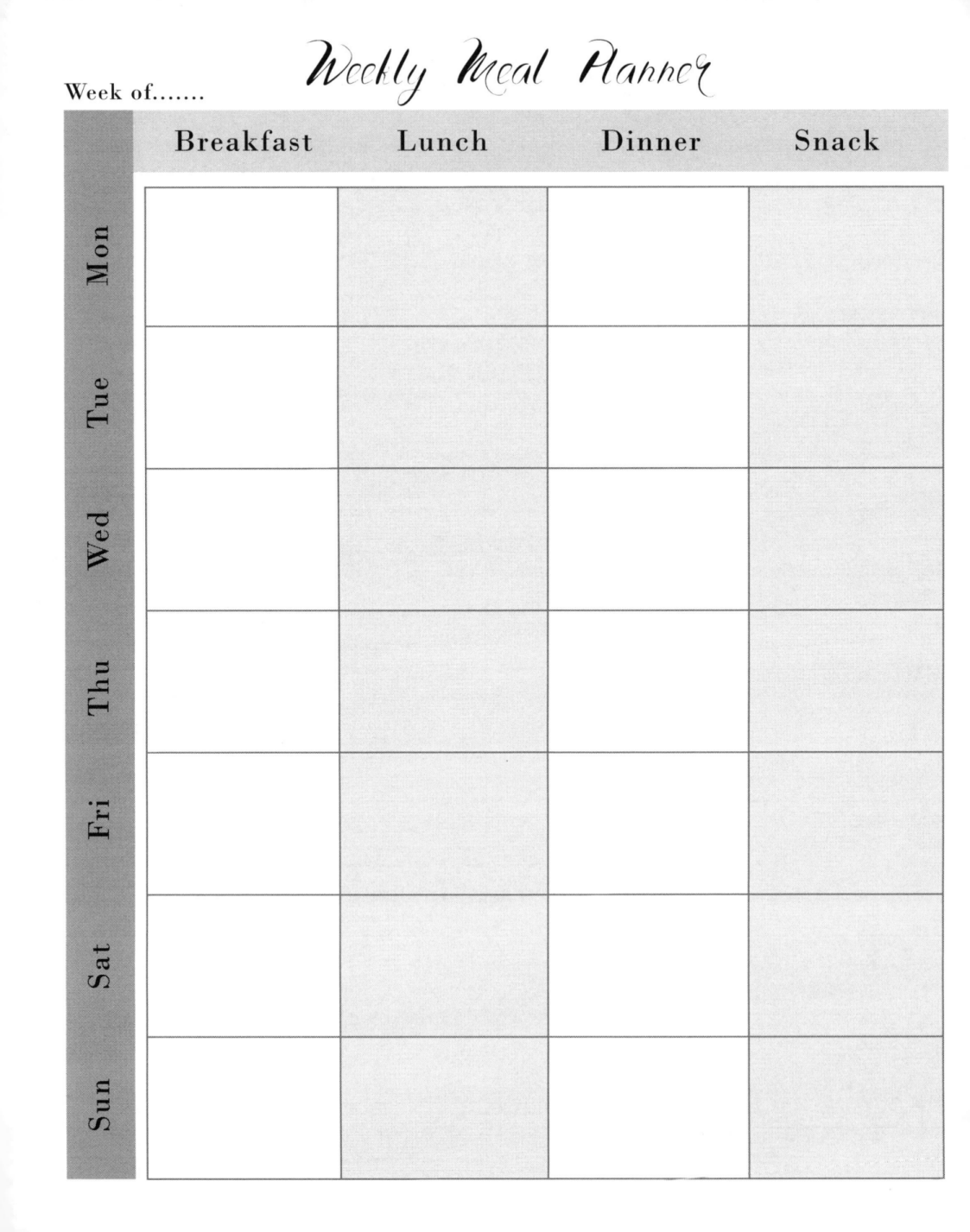

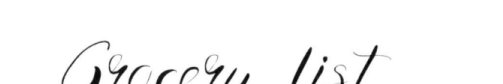

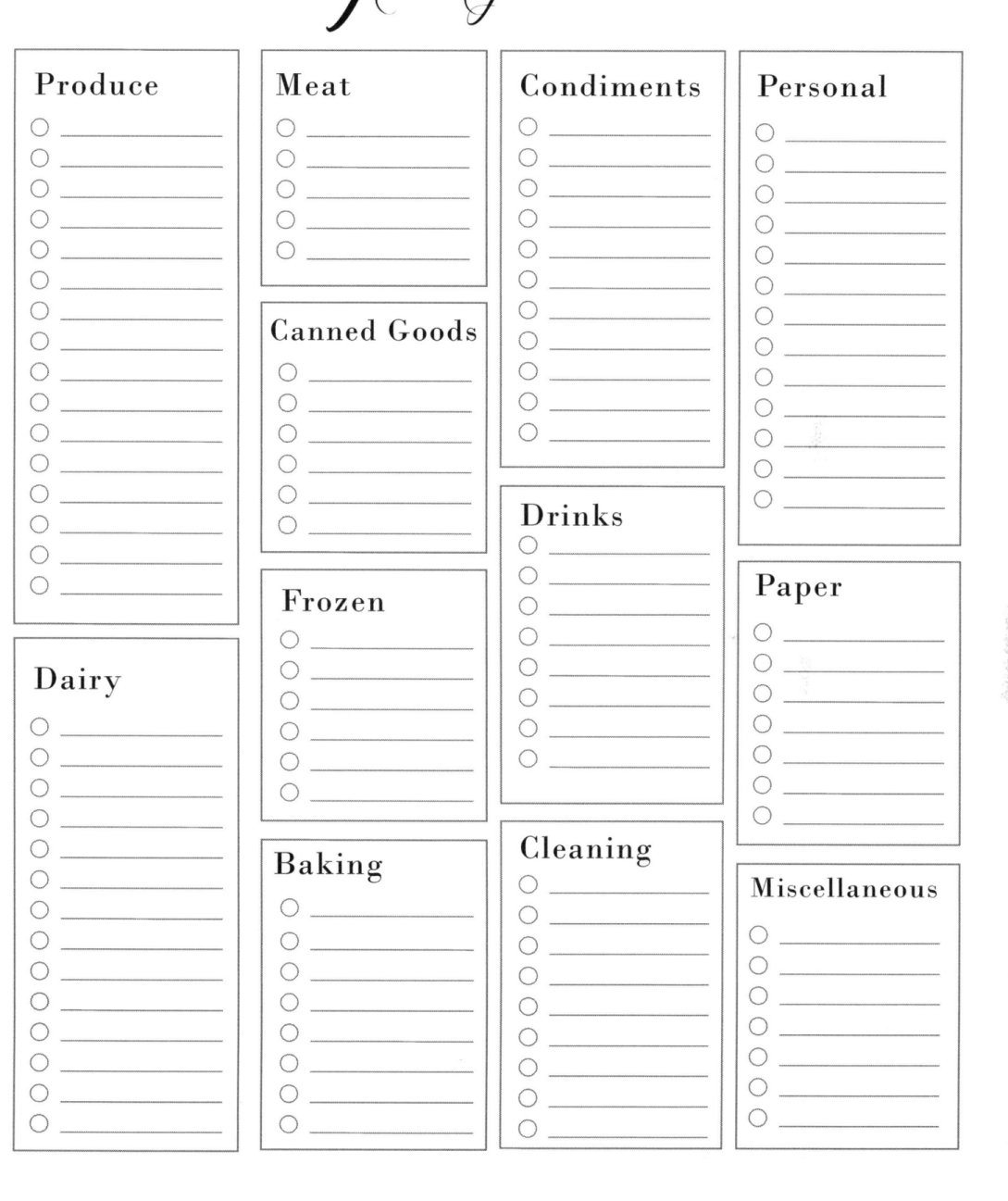

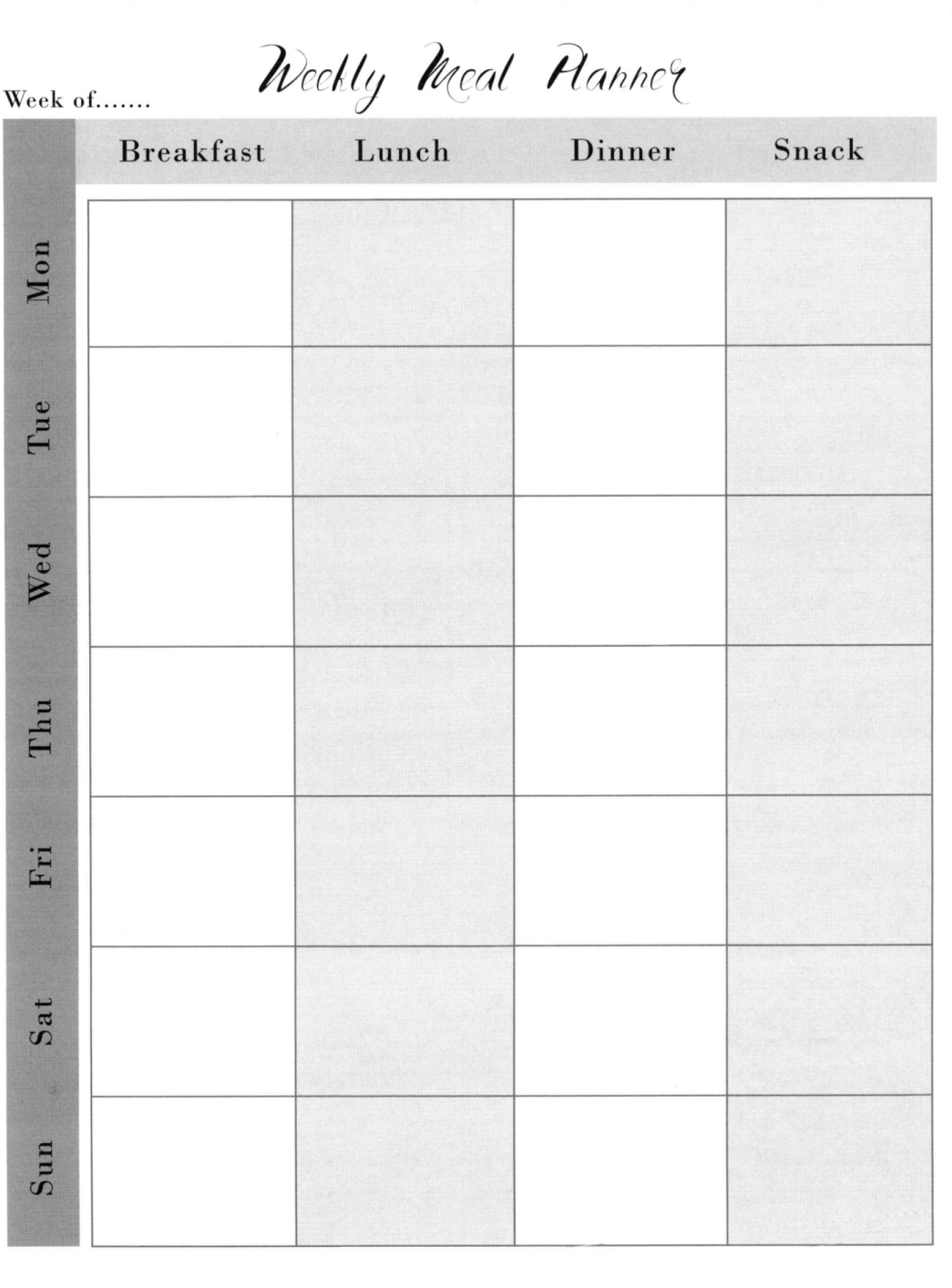

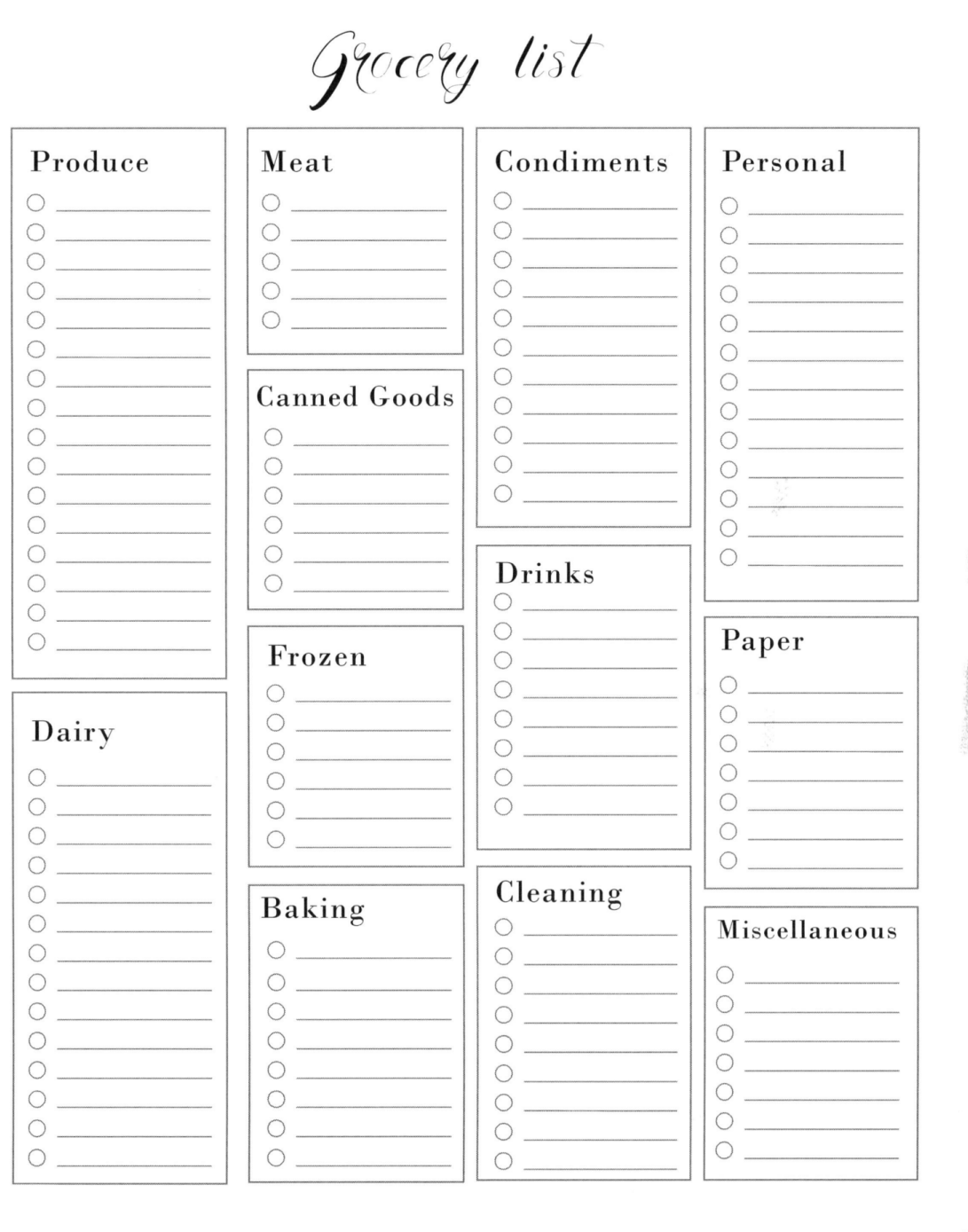

Made in the USA
Columbia, SC
02 January 2020

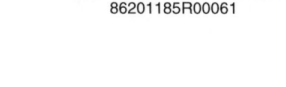